脳のバランス・トレーニング

「α君の学習机」

記憶力を高める！
目と耳を左利きに大変身

尾﨑昭雄［著］

日本地域社会研究所　　　　コミュニティ・ブックス

「α君の学習机」へようこそ！

「勉強したくても、勉強の仕方がわからない」「参考書を読んでいたのに、いつの間にかほかのことを考えていた」という人はいませんか。「あの人は頭がいいからな……」と、人と比べて根拠のない劣等感を抱いている人もいるかもしれませんね。

おとなも子どもも、学習することに関しての悩みは深いもの。そんな悩みをもつ人に、ぜひ、試していただきたいのが、発明品「α君の学習机」（卓上型「α君」）です。

使いこなすには、ほんの少しコツが必要ですが、慣れれば机に向かうことが楽しくなります。続けていくうちに、勉強したいことがすらすらと頭に入って身につくという、不思議な学習机です。

案内役のα君たちと一緒に、「α君の学習机」で、楽しく学習を始めてみませんか。

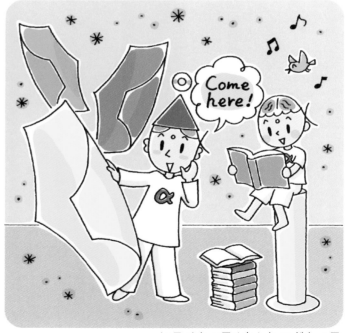

ヒラメキα君（左）とこどもα君

楽しく学習が進む「α君の学習机」

　「α君の学習机」に着席したら、学習を始める前に5分間、簡単な準備トレーニングをすることをおすすめします（やり方は第1章 ⑦ ＜46ページ＞を参照）。準備トレーニングをすることで学習スイッチが入り、環境も整って効率よく学習を続けられるようになります。

　自分の内に秘めた潜在能力を信じて、「α君への変身」にチャレンジしましょう！

　「α君の学習机」は、ドキドキオブジェ、学習誘導LED装置、利き目変更用具α点、ブックスタンド、αシリンダーの5つで構成されています。本書では、この5つの構成品をまとめて「α君」と呼んでいます。

　それぞれの役割については、次ページ以降に詳しく解説します。

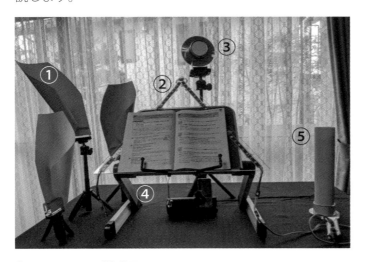

「α君」5つの構成品

① ドキドキオブジェ　　意匠登録　第1654686号 取得
② 学習誘導LED装置　　特許登録　第7329227号 取得
③ 利き目変更用具α点　特許登録　第7418891号 取得
④ ブックスタンド
⑤ αシリンダー

「α君」の立体絵画

「α君の学習机」の前に座ったら、最初に「α君」全体が一画面に収まって見えるかどうか確認することが大切です。一つの画面に収まって見えると、「α君の学習机」全体が、あたかも"立体絵画"のように見えます（下の写真参照）。

普段から、この「α君」の"立体絵画"を眺めることで、気づかないうちにイメージ力が増強されます。
これが記憶や学習効率に良い影響を与えます。
一定期間が経つと、その効果を実感できるようになります。

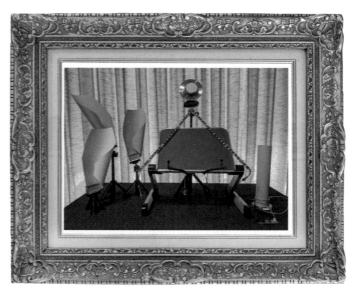

「α君」の"立体絵画"のイメージ。学習をしないときでも、時間があるときは机に向かって"立体絵画"を眺める習慣をつけておくのがおすすめ。

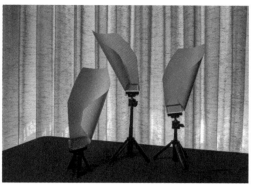
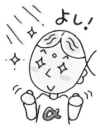

◀ドキドキ
　オブジェ

錯視立体の特徴を持つ不思議なオブジェ。特殊加工紙を用い、透明感のある３種のオーラ色（黄、橙、青）を放つ。"立体絵画"の左部に位置し、右脳へ刺激を伝える役目がある。朝日の当たる時間帯では透けた光が気持ちを覚せいさせ、スッキリしたやる気を引き出す。しばらく眺めても透けた光で目の疲労感はない。プラス指向になりたいとき、自信を取り戻したいときに打ってつけ。錯視トレーニングは 56 ページ参照。

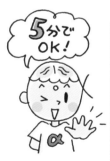
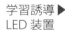
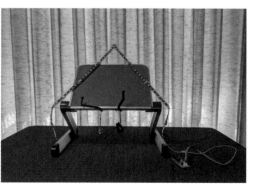

学習誘導▶
LED 装置

集中の代名詞、マインドフルネスへの誘導を容易に行なう。LED に誘導され、深い腹式呼吸が可能となり安静を感じ取ることができ、注意力に磨きをかけることができる。視覚・聴覚の注意力の維持・改善が可能で、記憶・学習効率が大きく改善される。約 5 分の短時間で毎日トレーニングでき、集中力と注意力をコントロールできる。集中トレーニングは 50 ページ、注意トレーニングは 51 ページ参照。

利き目変更用具α点、ブックスタンド、αシリンダー

利き目変更用具α点は「α君」の中央に位置し、第三の目を想定したオブジェ。令和5年夏、利き目を変更する力があることに気づいた。筆者は右目利きだが、α点で学習すると左目利きになることができる。以前と異なる脳梁の働きを実体験でき、記憶や学習効率に変化が現れた。「α君への変身」を助けてくれる画期的な装置。どのように変身するのかは8〜9ページ参照。

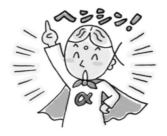

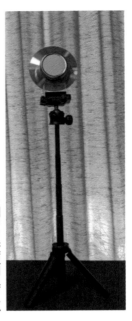

▶利き目変更用具α点

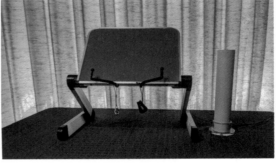

◀ブックスタンド（左）と
αシリンダー

学習誘導LED装置をブックスタンドの中央に固定し、学習前の5分間、集中・注意トレーニング（52ページ参照）を行なう。学習の際はブックスタンドに本（学習資料）を置く。本は学習誘導LED装置に重ねて使用する（右ページの写真参考）。
αシリンダーは視野の拡大へ役割を果たす。向かって右側に配置する。
学習誘導LED装置の小さい三角形と、その外側を結ぶ大きな三角形（黄色のα点、黄色のドキドキオブジェ、黄色のαシリンダー）を意識し、学習を始める前に全体がバランス良く一画面に収まっているか確認することが重要。

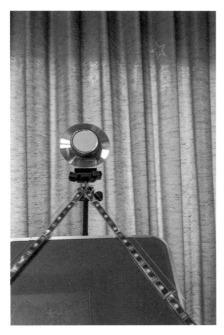

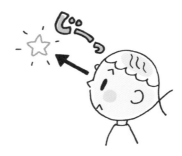

ソフトアイで利き目変更用具α点を二重に見るには、LEDポインタ（写真右上の星印）を使用する。LEDポインタに焦点を合わせる意識を強く持ち続け、ゆっくりと目線をα点に近付けるのがコツ。これを繰り返すうちにα点が二重に見えるようになる。2つの像は、右目で見ている像と左目で見ている像が重なって見えている。これが両目使いになっている証拠。瞬きをすると利き目の像へ収斂する。

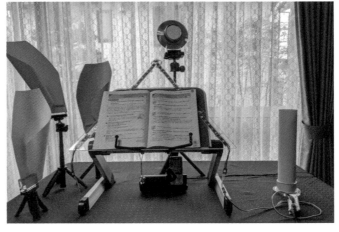

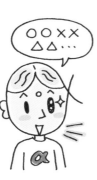

8ページを参考に、利き目を変更して暗唱学習をスタートする。左目利きに変化したことをα点で確認した後、ブックスタンドに置いた教材へ視線を移し、暗唱する。音声を同時に使うのも効果的。ときどきα点を見て左目利きの維持の確認をする。これが右脳をより刺激する暗唱学習法となる。

α点で左目利きに変身！

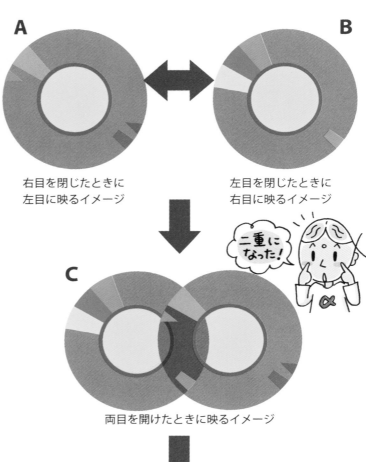

A

右目を閉じたときに
左目に映るイメージ

B

左目を閉じたときに
右目に映るイメージ

C

二重に
なった！

両目を開けたときに映るイメージ

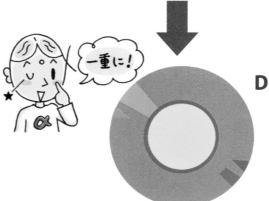

一重に！

D

右目を瞬きして左目一重像へ、左目利き像となるイメージ

4ページの"立体絵画"を参考に、5つの構成品「α君」を机の上にバランス良く配置します。準備ができたら、「α君」の前に座ります。このとき、全体が一画面に収まる位置に座ることが重要です。

利き目変更用具α点を見たとき、目に映る像を正確に写真に撮影することは不可能なので、イメージとして示したのが左ページの図です。

ここでは、右目利きの学習者を左目利きに変えることを想定して説明します。

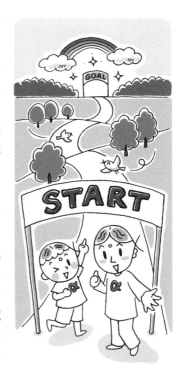

自然光と室内光のライトを反射し、α点に映し出されるスペクトル形状と発色光を見ながら、右目を閉じ、左目像を確認します（**A**）。次に左目を閉じ、右目像を確認します（**B**）。これを数回繰り返し、両目を開けます。すると、α点が二重に見えるようになります（**C**）。

向かって左側の像が右目像で、右側の像が左目像となります。

この両目を開けた状態で右目を瞬きすることで、二重が解消し、一重の左目像となります（**D**）。α点の位置を微調整すると、安定してきます。

この状態で通常の学習をスタートします。通常の読み書きの後に、α点に視線を戻すとDの状態が維持されています。左目利きに変身し、学習を進めることができ、とくに支障なく通常の生活に戻ることができます。慣れるまで少し時間を要しますが、じっくり取り組めば必ずできるようになります。

　5つの構成品からなる「α君」の発明をスタートさせたのは、「学習のコツは学習前に瞑想と深呼吸をして脳波をα波状態にして学ぶことです」という文章を、ある雑誌で目にしたことがきっかけでした。

　2021年5月に『学習に悩める人の救世主「α君の部屋」』（日本地域社会研究所）を出版しました。

　その後、2022年10月に新たに卓上型「α君」＝「α君の学習机」を開発し、学習に関係深い「記憶の心理学」と「学習支援の心理学」の視点を取り入れ、仮説を立てて検証を重ねました。その結果、「α君の学習机」は、個人が個別に保有する三種のリソース（集中力、注意力、イメージ力）を高め、有効に使うと記憶力と学習効率の改善を促すとの結論に達しました。研究を続けられたのは、以前から興味のある右脳（イメージ脳）と左脳（言語脳）の関係、別の視点からの認知脳と社会脳の関係、これらに加え、クオリアとは何か？　という"命題"に答を得たいという気持ちが強く働いたからです。

　学習効率の良い秀才は、そうではない私たちと何が違うのでしょうか。答えは、彼らは脳力（記憶力）が良いのです。普通の人が忘れ去る情報

■三種のリソース活用

を脳に長期貯蔵し、必要なときに検索できるのです。

　この能力は、生まれつきで普遍でしょうか。記憶について心理学の視点で考えてみましょう。脳には記憶を司るワーキングメモリ（作動記憶）があり、この機能が記憶の良し悪しに関係します。記憶する情報は主に視覚または聴覚からの二つの情報入手経路があります。ここでは、例として聴覚からの情報を取り上げます。ワーキングメモリの機能は、数秒単位の短時間で、いかに必要な情報を脳で聴き取るかで決まります。学習時には、脳のエネルギーをワーキングメモリに集中し、必要な情報にのみ注意を向け、イメージを情報に付加（符号化）することで記憶力は一挙に高まります。集中力、注意力、イメージ力が記憶力を良くする仕組みの説明と、三種のリソースをいかに高めていき、活用するか、そのノウハウは、本書で詳しく説明します。

　次に学習支援について心理学の視点で考えてみましょう。いかに効率よく学習するかは、三つの方略（戦略）、すなわち、認知方略、メタ認知方略、リソース活用方略で説明します。通常の学習指導では、認知方略とメタ認知方略を組み合わせたプログラムですが、「α君」では、あまり例のないリソース活用方略に焦点を当て学習指導します。自分の内なる資源に働きかけ直接的に発展させます。

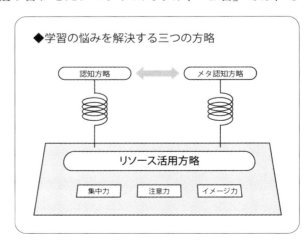

◆学習の悩みを解決する三つの方略

認知方略 ⟺ メタ認知方略

リソース活用方略

集中力　注意力　イメージ力

　実例で認知方略のリハーサルを取り上げ説明しましょう。不得意な類似問題を

繰り返し学習し、できるまで工夫をします。仮に5回のリハーサルで問題が解けるようになった人が、リソース活用方略で4回へ短縮できれば、20パーセント学習効率が改善します。学習時間が5時間から4時間へ短縮され、1時間の余裕が生まれます。

　何をすれば、それが可能になるのでしょうか。集中力、注意力、イメージ力のリソース活用方略が効果を発揮します。英語が得意な人の特徴に「左目利き」ということが知られています。右脳が強いのです。それでは、どうしたら左目利きになれるのでしょうか。現在、私は身をもって「α君の学習机」を実践的に使用し、その成果の検証を継続しています。

　後期高齢者の自分に速読および速聴技能の習得、英語脳への変化、記憶力の改善と難易度の高い目標を掲げ、検証を楽しみました。この間、あえて同一の学習資材を用いることで、現状の評価（メタ認知評価）を容易なものにしました。

　本書で、その評価を具体的に紹介しますが、予想を大きく超える結果となり、自身でも不思議に思っています。今回、この謎を解くため、心理学の視点で「α君の部屋」を見つめ直しました。幸運にも速読のスキルを習得したので、参考資料を幅広く読み、私流に解釈した心理学に基づいて、謎を解きたいと思います。自分の実体験から得たノウハウを取りまとめたため、一部、私流の解釈と説明がある点はご容赦ください。

第1章は、「α君の学習机」の活用の仕方や効果について、できるだけ平易にまとめました。第2章は、「α君」を使っているときに湧いてきたマインドワンダリング、すなわち謎めいた疑問に答えるQ&A形式にしました。興味をもたれた箇所から読み始めてくだ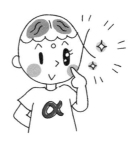さい。心理学の専門用語が出てきますが、これについては第3章として用語解説を付けましたので参考にしてください。ただし、拙著『学習に悩める人の救世主「α君の部屋」』と重複する説明は簡素化しています。

　私たちの記憶力はどうしたら良くなるのでしょうか。ノウハウを習得できれば、不得意が得意になり、楽しみが増えると思います。

　近年、人材活用が叫ばれ、そのための資源分配が提案されます。タイパ（タイムパフォーマンス）や、リスキリングの言葉が先行していますが、今の時代に一番必要な日本人の内なるリソース活用（集中力、注意力、イメージ力）に注視していきたいと思います。

　毎日欠かさず、5分のリソース活用トレーニングを行なった結果、私は2023年7月に、右目利きから左目利き開眼日を迎え、日々、右脳（イメージ脳）を使う記憶法を実感しています。脳のバランス・トレーニングは、学習者にとっては心地良いα空間です。

目　　次

【 カラー口絵 】

「α君の学習机」へようこそ！ ……………………………………… 2

楽しく学習が進む「α君の学習机」 …………………………… 3

「α君」の立体絵画 …………………………………………… 4

ドキドキオブジェと学習誘導ＬＥＤ装置……………………… 5

利き目変更用具α点、ブックスタンド、αシリンダー……………… 6

α点で左目利きに変身！ ……………………………………… 8

はじめに ……………………………………………………………… 10

第 1 章　不得意を得意に変える　「α君の学習机」にようこそ！ … 17

① 記憶力が必ず良くなる方法 …………………………… 18
② 学習力を必ず高める方法 ……………………………… 24
③ 右利きを記憶（学習）へ活かす方法 ………………… 30
④ リソース・集中力とは何か？ ………………………… 35
⑤ リソース・注意力とは何か？ ………………………… 38
⑥ リソース・イメージ力とは何か？ …………………… 42
⑦ 集中力、注意力、イメージ力を発明へ ……………… 46
⑧ 「α君の学習机」で、集中・注意トレーニング……… 50
⑨ 「α君の学習机」で、イメージトレーニング ……… 54
⑩ 発声（発音）トレーニング …………………………… 57
⑪ 散歩時に行なうリソース活用トレーニング ………… 60
⑫ APD（聴覚情報処理障害）の改善 ………………… 62
⑬ ディスレクシアの克服 ………………………………… 66
⑭ 英語脳への挑戦………………………………………… 71

⑮　イメージからクオリアへ ……………………………………… 73

⑯　右目利きが左目利きになった日（開眼学習） ……………… 78

⑰　「α君」と開眼学習で目標の達成 …………………………… 81

⑱　「α君」と健康 ………………………………………………… 83

⑲　一番大切なことはバランス ………………………………… 86

⑳　私が「α君」に接してほしい人 …………………………… 89

第 2 章　「α君」で謎を解く　「α君」Ｑ＆Ａ ……………… 91

Ｑ 1　ドキドキオブジェの役割は？ ……………………………… 92

Ｑ 2　学習誘導 LED 装置の役割は？ …………………………… 93

Ｑ 3　α点の役割は？ ……………………………………………… 95

Ｑ 4　αシリンダーとブックスタンドの役割は？ ……………… 96

Ｑ 5　「α君」に有効な補助用具は？ …………………………… 97

Ｑ 6　学習前のリソース活用トレーニングは 5 分で完了する？ …… 99

Ｑ 7　聴いて話す、耳と口を一体化する注意トレーニングとは？ ……100

Ｑ 8　「α君」で究極のイメージトレーニングができるってホント？ …102

Ｑ 9　集中（瞑想）するときの姿勢と学習時の姿勢は同じでいい？ …103

Ｑ 10　マインドワンダリングの対処法と活かし方は？ ……………105

Ｑ 11　リソース活用トレーニングで学習はどのように変化するの？…106

Ｑ 12　ワーキングメモリを「ながら」で使う最強記憶力を得るには？…108

Ｑ 13　ワーキングメモリの容量改善を簡単に確認できる？ ………109

Ｑ 14　耳の注意力と利き耳は関係がある？ …………………… 111

Ｑ 15　音読・暗唱記憶法って何？ …………………………… 112

Ｑ 16　社会科と英語の学習で記憶法は異なる？ …………… 114

Ｑ 17　忘却を防ぐ方法は？ …………………………………… 116

Ｑ 18　両目使いになる方法、利き目を変える方法は？ …………… 117

Q 19　右目利きが左目利きになると世界が変わる？ ……………… 119

Q 20　「α君」で開眼を確認した後、学習時の気持ちと心に変化はある？ … 120

Q 21　利き目・利き耳が英語学習へ与える影響は？ ……………… 122

Q 22　小学生に戻って英語を習得する方法は？ …………… 124

Q 23　究極のリスニング・シャドーイング（英語）とは？ ……… 125

Q 24　英会話のこだわりの教材は？ …………………… 127

Q 25　自分の利き手、利き目、利き耳を意識している？ ………… 128

Q 26　勉強ができて健康な子どもを育てる方法は？ ……………… 130

Q 27　「α君」から見る流行り言葉「タイパ」と「リスキリング人材」とは？ … 131

Q 28　「α君」で認知症は防げる？ ………………… 133

Q 29　「α君」で加齢性難聴やめまいは防げる？ ……………… 134

Q 30　右脳で考える人の特徴は？ ………………… 136

第 **3** 章　「α君」の心理学用語解説 ……………………………… 139

おわりに ………………………………………………… 148

参考文献 …………………………………………………… 150

本文イラスト：幡谷智子

第1章

不得意を得意に変える 「α君の学習机」に ようこそ！

記憶力が必ず良くなる方法 ∗∴∗∴∗∴∗∴∗∴∗∴∗∴∗∴∗∴∗∴∗∴∗

1-1 「記憶の心理学」でワーキングメモリ（記憶）をひも解く 🖋

1）認知（学習）モデルとワーキングメモリモデル

　まず、図1で示した人間の認知（学習）モデルを見てください。教科書などから情報を得て、学習・記憶し、それらの知識を活かし、レポート・テストなどで出力します。認知心理学では情報処理モデルとして捉えています。

　次に、図2を見てください。Baddeley（バドリー）は、情報の保存・加工の過程を作動記憶と長期記憶を有する二重貯蔵型モデルをワーキングメモリとして取り上げています。

2）ワーキングメモリの特性

　ワーキングメモリの機能で、すでに研究でわかっていることを簡単に

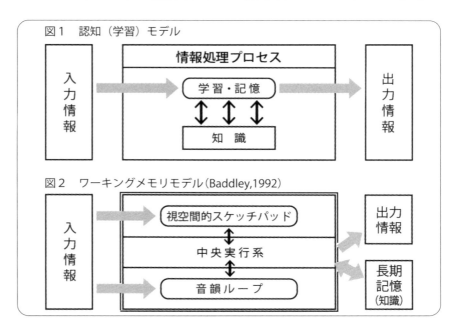

図1　認知（学習）モデル

情報処理プロセス

入力情報　→　学習・記憶　⇅　知識　→　出力情報

図2　ワーキングメモリモデル（Baddley,1992）

入力情報　→　視空間的スケッチパッド　⇅　中央実行系　⇅　音韻ループ　→　出力情報／長期記憶（知識）

整理しましょう。記憶力アップに何が必要か見えてきます。

①中央実行系の動力を処理資源エネルギーと呼んでいます。処理資源には容量があります。処理資源エネルギーの確保と、それを有効に機能させることを集中と呼んでいます。当然、個人差が出ます。

②中央実行系は視空間的スケッチパッドと音韻ループを管理する機能を持っています。人は数多くの情報に接しますが、注意を払った情報のみが視空間的スケッチパッドや音韻ループに送り込まれます。中央実行系には注意という選別・配分機能があるのです。目でどの情景を写し取るか、耳を向け、何を聴き取るか決めるのが注意に相当します。

③視空間的スケッチパッドと音韻ループは独立して機能します。各々容量があります。それ故に処理容量に個人差が生じるのです。

④視空間的スケッチパッドや音韻ループで受け入れた情報が処理・加工され、情報の全部ではなく一部が長期記憶へ貯蔵され知識になります。それ以外は忘却されます。

⑤情報にイメージを付加し、覚えやすく、思い出しやすく加工すると貯蔵や検索が容易になり、長期記憶へ移行・維持ができるのです。それを符号化と呼んでいます。

⑥忘却しそうな情報を長期記憶へ移行・維持する方法にリハーサルがあります。根気よく繰り返すことで忘却を防ぎます。リハーサル回数に個人差が出ます。

１−２　記憶力アップに必須な三大リソース活用

ここで記憶の心理学でワーキングメモリの機能アップに関し、どのような内部リソース活用が必要か整理をしましょう。「α君」を使用することで、この三大リソース活用を徐々に高めます。

１）集中力
中央実行系の処理資源エネルギーの容量を増やし動力を集中する活動。

2）注意力

　必要な情報にのみ注意を払い、結果的に視空間的スケッチパッド及び音韻ループの容量をフル活用する。適正な注意力の活用。

3）イメージ力（符号化）

　長期記憶へ移行・維持するためにイメージ（符号化スキル）を活用する。残像や余韻を付加し記憶を容易にする。イメージ記憶である。

1－3　ワーキングメモリを機能させ記憶力を向上させる

　前項で記述したリソース活用を図ることで記憶力の向上が期待できます。
　三大リソースについて、具体的な追加説明をします。

1）中央実行系の処理資源エネルギーを確保する（集中力）

　近年、社会脳とよばれる研究分野が急速に拓かれつつあります。認知脳と社会脳の協調と競合が研究されています。認知脳（代表ワーキングメモリ）の処理資源エネルギーと社会脳（代表ディフォルトモード）の処理資源エネルギーはシーソーの関係にあります。学習前にマインドフルネスで落ち着いた集中状態を得ることができれば、次の段階で社会脳の資源エネルギーは抑えられ、ワーキングメモリの中央実行系の処理資源エネルギーを十分に確保します。マインドフルネスで解決が可能なのです。私の場合、毎朝の学習前にマインドフルネス（腹式呼吸）をルーチンとし、気持ちよく学習を開始できています。１回の学習で継

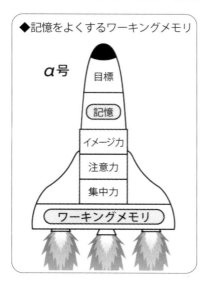

◆記憶をよくするワーキングメモリ

α号

目標

記憶

イメージ力

注意力

集中力

ワーキングメモリ

続できる時間が大幅に延長することで証明できます。

２）必要な情報に注意で焦点を当てる（注意力）

　皆さんは、ぼんやりと他のことを考えながら、見たり聞いたりした情報が、ほとんど頭に入らない体験をされていると思います。テレビやラジオの電源は入っているが、他の用事をしている状況です。見たい、聴きたいと意思表示しない限り情報は脳に入ってきません。目に情景を写し取る、耳を傾け聴き取る、これらの意志・行動が注意です。

　ここでは視空間的スケッチパッドの注意力の向上で速読が可能となった例を取り上げます。

　まずは速読するぞと意思表示すること、次に視野を広げ、眼球運動のスピードを上げる練習をすることで、速読は可能となります。勿論、成果の出る効率の良い練習方法を採用することが必須になります。

　学習における視覚の写し取る注意力および聴覚の聴き取る注意力の伸長は、学習の成果に直結するのでモチベーションは高まります。

３）情報を覚えやすく、思い出しやすく加工する（イメージ力・符号化）

　符号化の例示でよく使われるのが富士山です。富士山の言葉を見たり聞いたりしたとき、ただちに富士山の勇姿が頭に浮かび簡単に思い出せるのです。覚えたいことをそのまま直接覚えようとするとすぐ忘れてしまう忘却が起こりますが、情報の付加をすれば、忘れにくくなります。

　連想語、関連事項、上位概念、語呂合わせ等の工夫が効果を発揮します。符号化の究極は、感覚器官から感じたイメージを付加することで長期記憶（貯蔵）が容易になり、思い出し（検索）も容易になります。

　私の場合、朝の散歩でリハーサルをする習慣をつけると、ある家の前にくると、名字と車のナンバーが何となく思い出されます。漢字を書きたいときに、何となく偏と旁を思い出すのも、イメージ・符号化の力でしょう。

1－4　自分の特性を知り、リソースを徐々に高め、記憶力を改善

1）視空間的スケッチパッド及び音韻ループの個人容量

　記憶力を高めるヒントは、三大リソース（集中力、注意力、イメージ力）にあることがわかりました。リソースをどのような訓練で高め、活用するか具体策は次項以降に説明します。

　大切なのは、リソースを高め、視空間的スケッチパッド及び音韻ループの個人容量を広げ、覚えたい情報をリハーサルし、頭に取り込むことです。ワーキングメモリの容量が広がると、リハーサルの回数が少なくても記憶に残る現象が起こります。他方、記憶の悪い人は何回リハーサルしても忘却する傾向があります。記憶力は持って生まれた才能（タレント）と諦めるのではなく、「α君」を使用し、訓練でリソースを獲得すれば、記憶力は改善できます。

2）車の機能と運転力

　ここでワーキングメモリの働きを車の機能に例えて理解しましょう。いかに安全に確実に目的地まで運転するかを運転力と定義します。

◆ 車の機能と運転力

運転力1　ガス欠にならないようにガソリンを満タンにする（集中力・資源エネルギー）。

運転力2　注意を払って運転をする。視野が広く、なおかつ動体視力が良ければより安全となる（注意力）。

運転力3　カーナビ情報を視聴覚で受け取り、目的地までの経路を連想しながら運転し、目的地に到着する（イメージ力）。

　運転力は記憶力と共通点が見られます。

3）安心感でドライブを楽しむ

　私の場合、「α君」を使用し、最初に変化を実感したのがドライブです。注意力が向上、視野が広がり、通った道は視覚的に記憶さ

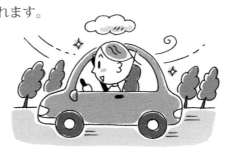

れ、不安が払拭されてドライブを楽しむことができています。事故の確率も下がったと感じています。

４）後期高齢者の認知チェック（運転免許更新時）

　加齢の影響が顕著にみられるワーキングメモリの機能が検査されます。具体例として絵カード４枚×３組（計12枚）が提示され、一定時間後にそれらを思い出すテストです。例えば、キリギリスの絵カードを見ながら音声（キリギリス）が流れます。それを２回繰り返します。視空間的スケッチパッド及び音韻ループの注意機能と昆虫＝キリギリスのグループ化（符号化）ができると思い出しが容易になります。集中できないと忘却しやすくなります。ここでも集中、注意、イメージが試されます。緊張と不安が記憶力を低下させます。

５）学習スタイル

　学習時に個人の優位感覚を活かした学習法を模索することで、記憶力が上がると考えられます。大別すると視覚系、聴覚系、触覚系、言語感覚系になります。

　ここでは、ワーキングメモリの視空間的スケッチパッド及び音韻ループすなわち視覚系と聴覚系を取り上げます。

　視覚系：視空間的スケッチパッドの優位性を認識し、チャートや図を使った教材を用い、指示・説明は言葉ではなく、紙ノートへ書いて行なうと効率が良くなります。目で見て写し取る注意力を活用し憶えていきます。

　聴覚系：音韻ループの優位性を認識し、聴いて学習する講義方式を好みます。
　　　　　耳で聴き取る注意力を活用します。ただし雑音で集中できない傾向があります。

　視空間的スケッチパッドと音韻ループは独立して機能するので、見ながら聴くを同時に行なう学習が学習者に常に最良とはなりません。

　視覚系が優位な人は聴覚系が劣位、聴覚系が優位な人は視覚系が劣位

と、得意・不得意に個人差がでる傾向にあります。私の場合、英語学習
では、聴覚を中心に最後の確認に視覚を使うのが効率的です。見ながら
聴く方式では注意が混乱を来たすのです。視覚と聴覚に分配的注意がで
きる人は、見ながら聴くことで一気にパフォーマンスが上がります。

2 学習力を必ず高める方法

2−1　「学習支援の心理学」で学習方略と学習力をひも解く

　学習については、必要に応じて各自で学び続けることが社会から要求
されています。これまでと異なる業務に就く場合、過去の知識が役立た
ない一面がありますが、リスキリングには政府も力を入れており、主体
性のある人への支援を表明しています。
　心理学では主体的な学習を自己調整学習と呼んでいます。大人と異な
り、子どもの場合は主体性を促しながら、適切な学習指導が必要になり
ます。
　ここから自己調整学習のサイクルモデルについて簡単に触れます。
　私の好きなコーチングと同じ考え方です。第一段階（学習目標）、第
二段階（計画実行）、第三段階（達成評価）の三段階をサイクルするこ
とで目標の達成を目指します。当然、より良い結果を目指すなら学習者
の情動を各段階で受け止め、次のサイク
ルに反映することが重視されます。学習
力に直結するキーワードは「方略」にあ
ると思われます。

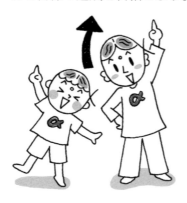

1）学習方略
　「自分が理解できない箇所は自分でわ
かっている。でも、どうすれば理解でき
るかがわからない」──この解決策が方

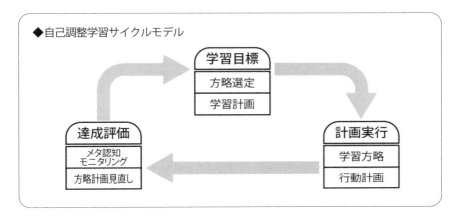

略です。方略は方法と読み替えてください。そんな方法がすぐに見つかるのか疑問を感じるでしょう。

　学習方略とは、「わからない！　から、わかった！　へ変える可能性がある学習方法」と定義します。個人の特性があり、その方法が学習者へ及ぼす効果の大小を的確に検証できるかが問題となります。

　学習支援で肝となるのが学習方略です。一般的に、認知方略、メタ認知的方略、リソース活用方略の三つに大別されます。その特徴をまず把握しましょう。

２）認知方略

　本章❶の１−１（18ページ）で示した図「認知（学習）モデル」を参照ください。個人に合った教材を準備し、個人に合った学習方法（方略）でわからない箇所を理解し、活用できる知識へ加工し脳へ保存する方法が認知方略です。例として、

- ・「リハーサル」：繰り返し暗唱、書き写し憶える
- ・「精緻化（符号化）」：イメージと結び付け憶える、連想できる知識と結び付け憶える
- ・「体制化」：グループ分けや、関連図で憶える

があり、単純なリハーサルより精緻化及び体制化のほうが記憶の定着によいことが知られています。

3）メタ認知的方略

　学習中に教材および方略が自分の目標・計画と照らし合わせ、どの程度の満足度かをメタ評価（第三者的評価）し、個人に合った教材や方略の修正を一定期間で行ないます。

4）リソース活用方略

　自分の内にある資源、活用できる資源に目を向け、本質的な改善を試みる方略です。

　「α君」では、あまり例のないリソース活用方略を重点的に取り入れ、内なる自分の能力を高めるリソース活用方略を採用しています。

2－2　学習力（学ぶ力）を向上させる方略

　繰り返しになりますが、学習方略の定義は、「わからない！　から、わかった！　へ変える可能性がある学習方法」です。

　一般的な学習指導では、認知方略とメタ認知的方略とを対にして学習力の向上を目指す指導が行なわれています。過去の経験則から、どのレベルの対象者に、どの認知方略を採用するのか、継続するのか、メタ認知的評価が重要になります。

　近年、塾や専門学校ではITデータやAIを活用し、メタ認知的方略のレベルを上げた学習指導を売りにしていますが、その効果が認められない何割かの対象者はどうすればよいのでしょうか。

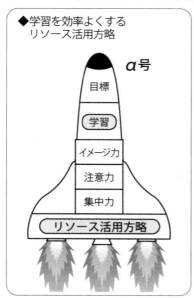

◆学習を効率よくする
　リソース活用方略

α号

目標

学習

イメージ力

注意力

集中力

リソース活用方略

1）リソース活用方略

　学習に行き詰まった人が、学習の殻

を破る方法がリソース活用方略です。

　参考本では、例として、集中方略（情動・動機づけ）、注意方略、学習環境方略が挙げられていますが、「α君の部屋」で数年間、学習をした私の経験から、学習力は集中力、注意力、イメージ力の三大リソース活用が必須との仮説に至りました。

2）集中力、注意力、イメージ力は生まれながらの才能か？

　これらの三大リソースは、生まれながらの才能に加え、成長と共に修得できるリソースといえます。近年、小学校の教室で注意力が欠如した児童の増加がニュースなどで取り上げられ、ADHD（注意欠如・多動症）やLD（学習障害）の言葉を耳にする機会が増えました。聴き取れないAPD（聴覚情報処理障害）、読み書きが不自由なディスレクシアで苦しむ人を救うには、どのような方法があるのでしょうか。

　学習障害からの脱出策を以下のように想定するときに、必ず必要なリソースは集中力、注意力、イメージ力となります。リソース活用の順番は集中→注意→イメージとなります。

3）ADHD とリソース活用

　ADHD（注意欠如・多動症）に類する子どもが増えているとの報告が聞かれます。集中力および注意力の欠如が考えられるので、集中・注意トレーニングからスタートします。APD（聴覚情報処理障害）とディスレクシアの子どもは多くの場合、注意欠如・多動の傾向が認められます。

4）LD、APD とディスレクシアの関係

　LD（学習障害）とは、知的な遅れがあるわけではなく、視力も聴力も問題がなく、教育を受ける機会にも恵まれているにもかかわらず、特定の学習の領域に落ちこぼれが見られるものです。APD（聴覚情報処理障害）は聞こえているけど聴き取れない。ディスレクシアは読み書きが困難な状況です。APDから派生し、ディスレクシアが生じている可能性が推察されます。

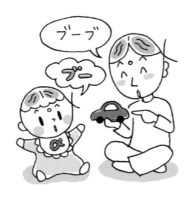

5）APDとリソース活用

　赤ちゃんが言葉を憶える順番として、聴き取って真似をして発声することが必要です。聴き取る力を高めるには、20〜22ページで説明したワーキングメモリの音韻ループの容量を、注意力・イメージ力で増やすことで対応します。

6）ディスレクシア（読みが不得意）からの脱出

　赤ちゃんは、聴き取れた音を徐々に発声することができるようになります。音に関する知識（語彙）も増えていきます。特記すべきは、赤ちゃんは視空間的スケッチパッドを使わずにこの学習は可能です。赤ちゃんは生後すぐに耳は聞こえますが、目は近くしか見えません。この赤ちゃんの真似をして、聴いて話す耳と口を一体化する注意・イメージトレーニングで脱出を試みます。

7）ディスレクシア（書きが不得意）からの脱出

　音読がある程度できるようになったら、書き取りにチャレンジします。注意して視空間的スケッチパッドへ単語を写し取り（注視）、単語イメージが残っている間に単語を書き出します。残像イメージが強くなると思い出しが強くなり、空書ができるようになります。

8）APD、ディスレクシア（英語学習が不得意）からの脱出

　英語に関し、日本人はAPDとディスレクシア状態と考えてもよいでしょう。日本人の英語不得意は、聴き取れないのが原因です。読み書きがある程度できても聴き取れないので習得できません。
　学習時に、右目利きから左目利きに変えることでイメージ記憶が可能となり、学習障害をある程度、解消できそうです。

2－3　学習スイッチオンと集中・注意の継続

　学習効率は学習濃度（学習集中度）×時間で表すことができます。机に向かってはいますが、

- なかなかスイッチが入らない人、
- 学習を開始したのに集中できず、学習の中身が薄い人、
- すぐに学習に飽きてしまい、長続きしない人、

これらの悩みを抱える人は、下の図で示した3段階のステップを重視してください。

　ステップⅠでマインドフルネス状態になると、容易にステップⅡに移行でき、学習が一定の濃度で開始されます。ステップⅢでイメージ脳を使うと覚せいされ、高濃度学習が継続されます。時間が経つのが速く、学習効率が高まります。

　学習前に「α君」でのリソース活用トレーニングは、まさにこの3つのステップを現実のものとしてくれます。

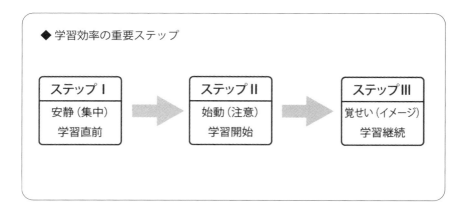

◆ 学習効率の重要ステップ

ステップⅠ	ステップⅡ	ステップⅢ
安静（集中）	始動（注意）	覚せい（イメージ）
学習直前	学習開始	学習継続

③ 右利きを記憶（学習）へ活かす方法 ・・・・・・・・・・・・・・・・

　ここまでは、心理学の視点で記憶（学習）の謎に迫りました。ここからは脳科学の右脳・左脳の視点で記憶（学習）を考えます。

3－1　右利きの特徴、左脳の特徴

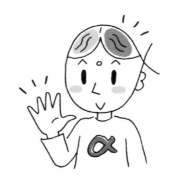

　毎日のように大リーグで活躍する大谷選手の様子が伝えられています。その大谷選手は右投げ、左打ちですが、左利きの運動系で天才的な能力を発揮しています。運動では「利き手」が関心事ですが、記憶系では、「利き目」と「利き耳」が関心事になります。ここでは多数を占める右利き手、右利き目、右利き耳を有する人の特徴を取り上げてみたいと思います。私もその中の一人です。

1）右利きの人は左脳が優位の傾向
　右利きの側から受けた情報は左脳へ入り左脳を刺激します。右脳への刺激頻度は低く結果的に左脳が発達します。

2）左脳は言語処理の役割
　脳科学の研究から文字情報は左脳（言語脳）で処理され思考されます。絵やイラストの五感情報は右脳（イメージ脳）で処理されることがわかっています。

3）左脳は顕在記憶が得意
　思い出せる記憶を顕在記憶と呼んでいます。一度記憶した知識を「えーと」で思い出すのです。左脳は顕在記憶が得意です。逆に自転車の運転

のように、ヒラメキで瞬時に思い出すのが潜在記憶です。右脳が得意としています。左脳は記憶容量に制限がありますが、右脳は巨大なデータベースを有していると表現されます。

４）左脳は継次処理が得意

　左脳は部分から全体へ展開する継次処理が得意で、右脳は全体から部分すなわち同時処理が得意です。言語学習には、この同時処理が必須になります。

５）左脳はゆっくりと処理

　左脳はゆっくりと処理し、右脳は瞬時に処理します。言語学習には、この二つの異なる機能を効率よく使用することが重要です。

６）右脳との連携

　役割の異なる左脳と右脳をつなぐ神経線維の束を脳梁といいます。右脳を刺激すればするほど脳梁の使用頻度が上がります。言語とイメージを連携させ学習すれば記憶力も良くなります。右利きの人は右脳を刺激すればよいのです。右脳と左脳それぞれの得意技を獲得できれば、万能です。

◆ 記憶プロセスと利き目の関係

記憶プロセス	右目利き	左目利き
①符号化	精緻化	イメージの符号化
②貯蔵	暗記	暗唱
③検索	顕在記憶	潜在記憶
④プロセス全体	ゆっくり処理	瞬時処理
	左脳対応	右脳対応
	継次処理	同時処理

前ページの表は、記憶の３段階プロセス（符号化、貯蔵、検索）と利き目の関係を示したものです。どのような特徴があるか理解ください。符号化の段階で、右目利きは情報と情報を結び付ける精緻化に対し、左目利きはイメージの符号化が得意です。貯蔵の段階で、右目利きは暗記、左目利きは暗唱で貯蔵します。検索段階で、右目利きは顕在記憶、左目利きは潜在記憶を思い出します。プロセス全体について、右目利きはゆっくり左脳で対応、左目利きは瞬時に右脳で対応します。処理の仕方も右目利きはデータ駆動、すなわち単語単位での追跡になり、左目利きは全体を考える概念駆動となります。

３－２　右利きが理想の記憶力を獲得するには

　まず、左利きの人について追跡してみます。
　左利きの人は、右脳を使う記憶には長けています。他方、左脳を使う記憶は得意ではありません。ところが、成長と共に、右利き社会に順応するために、右手を使う機会が否応なしに増えて左脳への刺激が増えていきます。イメージ脳に加え言語脳が発達し、バランスが取れ左右脳の記憶力が大幅に向上するのです。記憶系のみならず運動系でも同じ現象が起き、成人期に花開くのです。
　一方で、右利きの人は、左脳を使う記憶に長けています。半面、右脳を使う記憶には慣れていません。右利きの人が右脳を刺激し、鍛える方法はあるのでしょうか？

１）左手を使う
　一見すると簡単で良い方法に思えますが、生活の中で、右手の代わりに左手を使うことは非現実的です。
　ただし、両手を使う運動、両手を使う楽器を趣味にすることは、可能です。

2）右脳開発トレーニング

左脳に偏っている人はトレーニングすること自体を嫌がります。私も気が進みませんでした。参考本に出てくるトレーニングは大別すると3種類あります。実際に私が右脳開発トレーニングを体験した感想と気づいた点を列記します。この体験からいくつかの発明品が誕生しました。

●瞑想トレーニング（集中トレーニング）

腹式呼吸をしながら瞑想状態になるトレーニングです。以前から禅に興味をもち、建長寺というお寺で実体験をしたので、入りやすいトレーニングでしたが、学習時間のどのタイミングで実行するか課題となりました。課題解決のため考えて生まれたのが、セロトニンバンドの発明（特許品）、学習誘導 LED の発明（特許品）でした。

●アイトレーニング（眼球運動・注意トレーニング）

カード上の線を追跡することで、右脳の同時処理能力を刺激するトレーニングです。紙の平面を使うので、立体感がなく、単純で効果が確認できる前に断念しました。そこで着想したのが学習誘導 LED（特許品）です。光を目で追跡するので、何の抵抗もなしにルーティンワークできます。

●イメージトレーニング（残像、スケッチ）

青系、黄系、橙系のカードを用い、30秒じっと見つめ目を閉じ、まぶた裏の残像を見つめるトレーニングですが、すぐに残像が消えてしまい時間延長が体現できず、自信をなくし、習慣には至りませんでした。一日の出来事をスケッチ（画像）で振り返るトレーニングもハードルが高く、入り口にたどり着きません。

綺麗な絵画を見るように、意識しないで右脳を刺激するルーティンワークへ展開できれば最高と思い、この願望が「α君」の発明へと発展しました。左目利きの人は、視野の左半分をぼんやり見る癖があるのです。

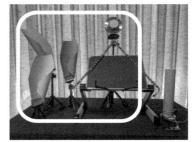

左利きの人は視野の左半分をぼんやり見る癖がある

3）左目及び左耳を使う新着想

　右利きの人が、生活の中で意識して左手を優先して使うことができないのであれば、普段あまり使用感のない左目および左耳を意識して使えないか？　素朴な疑問にチャレンジしてみました。学習時に「α君」を使用しながら、左目、左耳にのみ注意を向けると、視覚・聴覚情報が過去に経験のない、不思議に頭に残る質感を体験できます。結果、忘れにくくなるのです。忘却を防ぎます。面白い現象です。

3－3　右脳が刺激されると何が可能になるか？

　右利きの人が不得意でできなかった行動がでるようになります。右脳が刺激された結果です。以下に私が実際にできるようになったことを示します。

- ●部屋の片づけ
  これまでは後片付けをしないで次のことを開始するので、散らかり放題になっていた。しかし、片付けたらスッキリするという情景が浮かぶので、片付けが少しできるようになってきた。
- ●出来事を映像で振り返る
  朝の散歩の後、富士山がどのように見えたか、思い出す癖がついた。
- ●腹式呼吸をする
  深く吸い込み、ゆっくり吐き出す。吐き出し切って酸欠状態の直前に気持ちの良い瞬間が味わえる。
- ●歩きながら綺麗なものを探す
  花や植物の成長が気になるようになる。
- ●空を見て天気を予測する
  富士山と周りの雲から天気を予測する。当たるか、当たらないか？
- ●自分に似合うアイテムを探す
  オンラインで自分が使いたいグッズ、サプリメントを探すのが楽しみになった。

4 リソース・集中力とは何か？ ❖❖❖❖❖❖❖❖❖❖❖❖❖❖❖❖❖❖❖❖❖

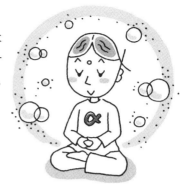

　ここまで記憶と学習に関し、共通した
キーワードは「集中力」「注意力」「イメー
ジ力」でした。ここからは集中力について、
ひも解きます。

4－1　自分に意識を集中させる

　よく使われる言葉に「意識を集中させる」があります。「心の瞑想状態」
とも表現します。やり方を僧侶が行なう禅で説明しましょう。
　まず、安心する環境（寺院）で呼吸のしやすい姿勢で足を組み（趺坐）
座ります。背筋を伸ばし、目は半眼状態とします。呼吸は腹式呼吸を行
ないます。空気をゆっくりと吸い込みながら、お腹を膨らませます。次に、
ゆっくりと息を吐き出しながら、お腹を引っ込め完全に吐き出します。
　吐き出したときに何ともいえない安心した状態になります。これがリ
ラックスの後に得られる集中です。学習前にこの状態ができれば、いつ
でも学習スイッチをオンにできます。瞑想一点に意識（注意）を集中し
ているのです。いつも学習開始までにグズグズする人にはもってこいの
方法です。
　学習前に行なう瞑想をマインドフルネスと呼んでいます。マインドフ
ルネスから学習への移行と継続は容易となり、学習効率を向上する効果
があり、大学でも研究されています。

4－2　社会脳と認知脳

　脳の機能には、社会の中で自分と上手く折り合いをつけ順応させる社
会脳と、社会の中で問題の解決へ向けて働く認知脳とがあり、共存して

います。社会脳の研究は 2000 年以降に急速に拓かれつつあります。社会脳ではディフォルトモード（DMN）のネットワークを中心に、認知脳では、すでに 18、19 ページで触れたとおり、ワーキングメモリ（WMN）のネットワークを中心に研究が進んでいます。DMN は安静時や自分と対人関係など社会活動に関するネットワークと考えられています。

　脳は体重のたった 2 ％の重さであるにもかかわらず、身体全体で使われているエネルギーの 20 ％も消費しています。それは社会に順応するために必要だからです。

　以下、社会脳と認知脳のエネルギー関係を整理してみます。

1）社会脳と認知脳の　　シーソーモデル

　脳が使えるエネルギーには限度があります。学習に認知脳エネルギーを使いたいときには、社会脳エネルギーを抑制する必要があります。リソースの 70 ％を使って学習

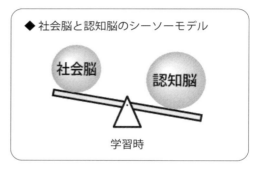

◆ 社会脳と認知脳のシーソーモデル

社会脳　　認知脳

学習時

すると、社会脳は、残りの 30 ％を消費できます。

2）顕著性ネットワークが存在

　研究結果では DMN と WMN を切り替える顕著性ネットワークが脳に存在します。一方のネットワークにエネルギーを集中させると、意識や疲労で相互に切り替わりやすくなります。

3）認知脳ネットワークが集中して継続できる時間

　個人差が大きく出ますが、認知脳ネットワークが疲れると「頭が疲れた」と感じます。疲労を感じると DMN へ切り替わる機能があります。あくびが出ると切り替わりのサインです。休憩時間となります。学習のことを忘れ、切り替える時間帯です。

４）マインドワンダリング

　社会脳 DMN の活動のうち、自己など内界への関心に着目したものに
マインドワンダリングがあります。思い出そうという意図がないにもか
かわらず、ふと何かが思い浮かぶ現象です。マインドワンダリングは学
習中にも起きる可能性があります。なかなか学習がスタートできない、
スタートしても長続きしない原因がマインドワンダリングです。

５）学習へ集中する

　マインドフルネスから学習モードへ切り替え、一定のエネルギーを
WMN へ集中し、継続できれば、学習への集中状態が獲得できます。「α
君」の環境で、この集中状態の獲得を目指します。

４－３　集中に必須な２つの条件

　禅で説明したとおり、背筋を伸ばし、呼吸は腹式呼吸を行ないます。
目は半眼状態とします。安心した状態 DMN に切り替えるには、腹式呼
吸と目の半眼状態が必須条件です。

１）腹式呼吸で何が得られるか？

　鼻から空気をゆっくりと吸い込みながら、お腹を膨らませます。次に
ゆっくりと鼻から息を吐き出しながら、お腹を引っ込め完全に吐き出し
ます。吐き出し、次に吸い込むまでの酸欠状態の数秒が何ともいえない
安心した状態になります。

　私の場合、朝起きて、この状態のときに発明などのアイディアが思い
つきます。

２）目の半眼状態は何を意味しているか？

　目を細めると視力が一瞬、回復する経験はありませんか。「右利き目」
でも「左利き目」でもない両目使いになっているのです。普段使ってい
ない利き目でない目を使うのでよく見えるのです。両目使いしている間、

左右の脳に刺激が届きます。脳梁を介してポールブリッジング（右脳と左脳の架け橋）が起きて、右脳と左脳が開かれた状態でバランスが取れて、安定状態になっているのです。

　この２つの条件が保たれると究極の瞑想を体感できるのです。コツをつかめば、この状態を継続することも可能です。

 ## リソース・注意力とは何か？ ⟡⟡⟡⟡⟡⟡⟡⟡⟡⟡⟡⟡⟡⟡⟡⟡⟡

５−１　注意を向ける

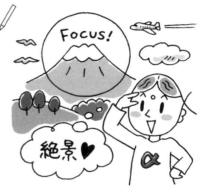

　よく使う言葉に「注意を向ける」があります。人間は感じ取る力、五感（視・聴・嗅・味・触）を有しています。たとえば、景色の中の富士山を見たいとき、富士山の方向へ注意を向けることで、絶景を感じることができるのです。これはカメラのフォーカス機能と類似しています。聴き取りについても同様で、いろいろな雑音の中では特定の人の会話へ注意を向けない限り、その会話を聴き取ることができません。実は聴き取りに不具合の出る聴覚情報処理障害（APD）で困っている人が、国内で推定240万人いるといわれています。適正な注意ができないことがその要因の一つと考えられています。情報の取捨選択や認知・行動の制御に重要な役割を担っているのが「注意」なのです。

５−２　脳の注意ネットワーク

　「注意する」とは、対象を選択して深く処理するために意識を集中させることを指しますが、周囲の変化や必要性に応じて柔軟に変化します。

1）注意の種類

- **選択的注意**：感覚器官が捉えた情報のどれに注意を向けるか選ぶ力
- **持続的注意**：注意を持続させる力
- **分配的注意**：いくつかのことに同時に注意を向ける力
- **注意の転換**：注意の対象を適宜切り替える力

2）脳の中央実行系

　脳の司令塔といわれている前頭前野が何に注意を向けるか、注意の種類は何にするのか判断し、指令を出しています。友達のことを考えるのか？　宿題をするのか？　それで社会脳と認知脳のエネルギー配分が決まるのです。宿題を視覚からの情報で処理するのか？　聴覚からの情報で処理するのか？　ワーキングメモリの視空間的スケッチパッドと音韻ループへの注意の分配をします。複雑な課題が繰り返される日常生活では、異なる脳部位がタイプの異なる注意の発現にかかわっています。

5－3　能動的注意

　主体的に見たいものに意志を持って注意するのが、能動的注意です。音や光を引き金にして注意を向けるのが受動的注意です。ここではどのようにして能動的注意が強化できるか、視覚と聴覚を例に考えます。

1）ハードアイとソフトアイ

　私が続けている朝の散歩では、運が良ければ富士山の絶景に出会うことができます。富士山に焦点を合わせ、その勇姿をじっと見ます。これがハードアイです。バックの雲や空、手前の山並みが少しボ

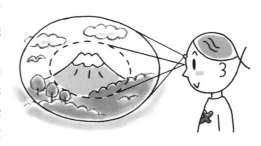

ヤけ、広がって見えます。これがソフトアイです。分配的注意の一種で視野が広がり、注意範囲も広がります。立体視、立体感が感じ取れます。この分配的注意が普通にできるようになると速読が容易になります。

２）眼球運動

普段あまり使わない眼球の動き、輻輳（寄り目）と開散（離れ目）を使う訓練をすることで、目の位置ずれを補正し、速さに慣れることができます。

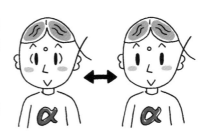

目線を速く動かすことで注意力が増し、速読が容易になります。

私の場合、右目の動きが鈍く、この訓練を始めたときに右目に違和感を持ちました。今は、慣れてきたようです。

３）一点に目線を集中する注視

１カ所を 10 秒以上、じっと見ることができますか？　一点に目線を集中する注視で、脳の残像時間を延長できるようになります。試しに、憶えたい漢字のサイズを大きくして、じっと眺めてみましょう。不思議と注意力が増し、後から思い出しやすくなっていきます。

４）耳と口を一体化する注意トレーニング

女優顔（※）になったり、上唇小帯（※）や舌小帯（※）を伸縮するトレーニングをしたりして、耳と口の一体化注意機能を高めます。

※女優顔、上唇小帯、舌小帯については、第２章の**Ｑ７**（100 ページ）を参照。

５）左目、左耳にあえて注意を向ける

左目、左耳から情報が入ると、右脳に刺激が伝わります。実際に試してみました。左右の意識なしに視聴覚情報へ向かう場合と、左目の後頭部のある場所を情報の入り口（ポインタ）と定め、顎を出し、情報を右上方へ向ける場合では、理解に大きな差が出ることが確認できました。

6）手っ取り早い注意力の強化法

　視覚的な注意力を強化するには、眼球運動が効果的です。眼球運動を毎日のルーチン行動にすると、不思議なことに左目、左耳を使う注意方法が思いつくのです。

5−4　注意と処理の自動化

　ワーキングメモリ容量が知能に関係していることはよく知られています。注意配分が上手くいけば、容量増が期待できます。たとえば、何か楽器を演奏する場合、初めは指の動きに注意を向ける必要がありますが、慣れてくると指は自動的に動くようになり、この注意資源をさらなる上達に使用することができます。経験のある課題の遂行は自動化され、新たな課題へ処理資源を振り向けることができます。記憶力や学習力の良し悪しはこの自動化に左右されます。多くのみなさんが経験していることと思いますが、自転車に乗る記憶は完全に自動化され、一度覚えたら忘れることがないのと一緒です。

　イメージ（触媒）に支えられた知識を用いる課題解決は自動化が進みます。

　イメージ力を強化し、自動化を進めれば、脳の負荷も減少し、注意の転換ができ、新たな課題解決へ向かえます。

5−5　集中と注意の相異

　集中と注意の相異について復習します。学習を例に説明します。最終目標は「認知脳（WMN）に注意資源を配分し、効率よく記憶し、学習する」です。

　第一段階は、マインドフルネスで社会脳（DMN）に注意資源を集中した状態を作ります。これを集中と呼んでいます。

　第二段階は、集中状態を一定時間保つと社会脳から認知脳への切り替

えが容易な状態が生じます。

　第三段階は、学習課題を開始し、認知脳 (WMN) に注意資源を向け、持続的注意で学習時間を延長します。

　注意資源を社会脳 (DMN) へ集める狭義の注意を集中と呼び、広義の注意とは区別しています。

5−6　学習に必要な注意の継続

　学習効率のよい状態を継続するには何が必要でしょうか？　本章 ④「リソース・集中力とは何か？」（35 ページ）ですでに触れましたが、継続にはバランスが一番大切です。ポールブリッジングです。右脳を開放しバランスをとるのです。それには学習中に両目使いになること。私の場合は、普段使っていない左目使いになると学習効率が上がり、しかもその時間が大幅に延長できるようになります。

⑥ リソース・イメージ力とは何か？ ∙∙∙∙∙∙∙∙∙∙∙∙∙∙∙∙∙∙∙∙

6−1　イメージとは

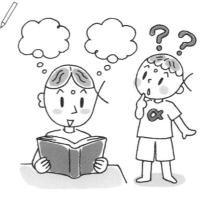

　人間が感覚器官から情報を得て、心で感じ取る印象であり、視覚であれば「見える」気がするもので、言葉では表現できないものがイメージです。当然、個人差があり、他人にはまったく見えないことから、客観的な観察が不可能です。

　心的イメージは個人の脳に蓄積され、心の中でイメージを意志により想起が可能となります。他方、夢を見たり、想像力を働かせたりする場

合、意識的なコントロールの外で新しいイメージが合成されます。

　読書の最中に内容に関連する出来事を頭の中にイメージを合成し、絵があるように見える人もいます。個人の有するイメージ力には、差が出るのです。AI の活用が大きな論点になっていますが、ここで定義した個人のイメージは表現できないものですから、AI はプロトタイプ的なイメージは表現できても、真のイメージは表現できないのです。

６－２　イメージと集中・注意の関係

１）イメージと目標達成
　オリンピックのメダリストは、幼少時から「オリンピックで金メダル」のイメージを常に抱き、練習に励んでいます。モチベーションを維持でき、目標に近づけます。

２）ワーキングメモリとイメージ
　集中・注意でワーキングメモリが効率よく機能します。容量増につながるのです。
　さらにイメージが加わると、情報を加工し、知識へ変換するスピード、また記憶・思考に知識を活用するスピードが速くなります。化学反応の触媒の働きをします。記憶力、学習力が大幅に改善します。

３）イメージと潜在記憶
　思い出す意識なしに思い出す記憶を潜在記憶と呼んでいます。イメージは意識しないで湧いてくる特徴があります。イメージが引き金になり、潜在記憶が生じると推定しています。

４）記憶の種類とイメージの役割
●意味記憶
　　学習で得る知識を例にとります。情報そのものを憶える場合と、それにイメージを加えて憶える場合とでは何が異なるのでしょう

か？　イメージを加えることで憶え
やすく、思い出しやすくなります。
引き金が付くのです。

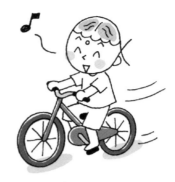

●手続き記憶

　自転車の運転を例にとります。ほ
ぼ五感のイメージでできている記憶
です。一度覚えたら忘れることはあ
りません。年齢を重ねても記憶は維
持されます。

●展望的記憶（将来の予定、その予定のための準備）

　これから先の未来の予定（いつ、何を、どうするのか）を覚えて
おく記憶のことです。イメージの力で想起なしに思い出せれば安心
です。

●エピソード記憶（ある特定の時間と場所での個人の記憶）

　どこに行ったか？　何を食べたか？　など、イメージ力が弱いと
思い出せません。私の場合、朝の散歩から帰って来たときに、その
日の簡単なシミュレーションをします。天気はどうだったか？　ど
こで富士山がどのように見えたか？　誰と会ったか？　連れていた
犬の種類は？　など、心に残っている視覚の感覚を振り返ってみる
のです。このイメージ感覚がなければ、思い出すことはできないで
しょう。

6−3　イメージの蓄積とマインドワンダリング

　何もしないでじっとしている安静時に活動する DMN があります。そ
の特記すべき活動がマインドワンダリングで、思い出そうという意図が
ないのに何かが思い浮かびます。学習に集中し、疲れたときに現れたり、
朝の散歩中や、寝起きにと、わけもなく現れたりします。脳にイメージ
として蓄積されたものや、それらが合成された新イメージもあります。
もしかすると自分との対話機会とも思えます。

6－4　イメージ合成と「α君」の発明

　「α君」の発明は、朝の目覚め時にふっと思いついたもので、進化が続き、最終的に「α君の学習机」が具体的に試作されました。「α君」の前に座ると、集中力、注意力、イメージ力が醸成され、一定期間が経過したところで、記憶力と学習力の大幅な伸長を獲得できるのです。過去に踏み込んだ例が少ない「リソース活用方略」が新鮮なのです。

6－5　ポールブリッジングがイメージを醸成

　イメージの醸成はリソース活用ト
レーニングを繰り返すことで得られ
ます。とくにイメージトレーニング
が大切で、両目使いや左目を利き目
へ切り替えた際に感じるポールブ
リッジング（右脳と左脳の架け橋）
がキーになります。

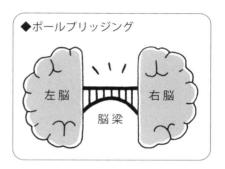

◆ポールブリッジング

左脳　右脳

脳梁

6－6　イメージは志向性注意

　オリンピックのメダリストの話を出しましたが、幼少時からの金メダルを取る心のイメージが現実へ向かって近づいていきます。志向性が強くあるのです。イメージは継続を可能としてくれます。「継続は力なり」を「イメージは力なり」と言い換えることができそうです。

7 集中力、注意力、イメージ力を発明へ ....

　机の前に座りさえすれば、集中力、注意力、イメージ力を徐々に強化できて、記憶がよくなり、楽しく、学習ができるようになる——そんな学習机を発明できないか。「α君の部屋」から「α君の学習机」の完成まで通算、約3年間を要しました。

　どのような発明品か概要を紹介します。「α君の部屋」については、既刊本『学習に悩める人の救世主「α君の部屋」』を参照ください。

7−1　卓上型「α君」の主要な構成と発明

　写真を参照ください。「α君の学習机」は、中央の利き目変更用具α点と学習誘導LED装置、左のドキドキオブジェ、右のαシリンダーで構成されています。学習机に常備して使用します。

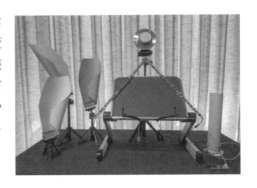

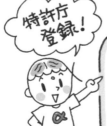

特許庁登録！

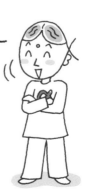

● **ドキドキオブジェ**：意匠登録　第1654686号 取得
● **学習誘導LED装置**：特許登録　第7329227号 取得
● **α君の部屋**：実用新案登録　第3224072号 取得
● **α君**：商標登録　第6286180号 取得
● **利き目変更用具α点**：特許登録　第7418891号 取得

7－2　集中力が湧いてきます！

　やり方は、「α君」の前に座り、学習誘導 LED 装置のスイッチを入れ、LED の点灯を目で追いかけながら、呼吸に集中します。

　最初、LED 装置の三角形の両底辺に目を落としてからスタートします。LED の点灯を目で追いながら深く空気を吸い込み、三角形の頂点に達します。頂点で一呼吸入れ、ゆっくりと息を吐き出しながら、今度は頂点から底辺部へ向かい、息を残すことなく吐き出します。空気を吸い込んだときにお腹は膨らみ、息を吐き出したときにお腹は引っ込みます。首を軸に頭を上下運動するので、腹式呼吸が容易にできるようになります。「α君」全体を視界の一画面に入れながら腹式呼吸を続けると、マインドワンダリングが抑制され、マインドフルネス状態となります。

7－3　注意力が湧いてきます！

　「α君の学習机」は、社会脳の安静時の活動から認知脳の注意すなわち学習モードへスイッチを入れ替えることができます。簡単に眼球運動ができるのです。

　「α君」の前に座り、LED 装置のスイッチを入れ、LED の点灯を目で追いかけながら眼球運動に集中します。自ずと普段使わない輻輳（寄り目）と開散（離れ目）の訓練ができ、スピードに慣れることで、視覚の注意力が補強されます。不思議なように学習モードへ切り替わり、学習がスタートし、継続します。

　「α君」は、腹式呼吸と眼球運動を同期して同時に行なうことができる特徴を有しています。集中・注意力を獲得できるのです。

7－4　イメージ力が湧いてきます！

　イメージ力アップの一番簡単な方法は、絵やイラストを見る機会をな

るべく多く持つこと、といわれます。絵画鑑賞で推奨されるのが、絵の左側を意識し、目の左視野で全体をぼんやりと気楽に見る方法。右脳に刺激を入れる意味があるようです。

　「α君」の前に座ったら、「α君」を一種の絵として見てください。ブックスタンドに本を立てて読んでいるときも、綺麗な色彩をぼんやり見ているのです。学習しながら、気づかないうちにイメージ力が付いてきます。

7－5　「α君」を約1年使用して、学習時に感じた自分の変化

●過去の自分

　私の場合、学習時についダラダラ感が強く出てしまうため、時間当たりの学習量が低く、結果、長時間の学習を強いられる傾向にありました。具体的には、

　　1）学習時間のスタートを決めていても、机の前に座るまでに時間が
　　　かかる
　　2）いろいろなことを思い巡らせ（マインドワンダリング）、座った
　　　のちも学習スイッチが入らず、時間だけが過ぎる
　　3）学習をスタートしても長く続かず、すぐ中断する。注意力が継続
　　　しない（注意欠如）
　　4）イメージ脳・右脳の働きが弱く、情景を思い浮かべることが不得
　　　意。学習でも思い出しに弱点がある

●最近の自分

　「α君の学習机」を使うようになってから、時間当たりの学習量が増加し、予定どおりに進行し、満足感があります。具体的には、

　　1）将来の展望的記憶の働きが良く、学習予定に合わせ進行する
　　2）マインドフルネス効果で学習が直ちにスタートする
　　3）持続的注意で長時間の学習が可能となり、時間が過ぎるのが速い
　　4）朝の散歩コースの情景を右脳で追跡できるレベルに達し、記憶を
　　　思い出すイメージ力を感じている

7−6　集中力・注意力とイメージ力の不思議な触媒関係

　集中力と注意力の関係はシーソーのようにバランスを上手く取ることが大切です。

　集中力＋注意力の資源は一定であり、どのようにバランスを取っているのでしょうか？　カギを握っているのがイメージ力です。瞬時のイメージ（直感）が大きく影響します。

　逆のこともいえます。集中力・注意力をある情景に当てると、右脳が刺激され、イメージが醸成されます。好循環が形成されるのです。このように、「α君の学習机」を使ってポールブリッジングが実感できるようになれば「α君」の免許皆伝となります。利き目変更用具α点には、利き目を変身させる不思議な力があります。

7−7　マインドワンダリングが発明の源泉

　潜在記憶が脳に蓄積され、いろいろな場面でそれらの記憶をふっと思い出すのです。学習中に思い出されると学習の邪魔になります。一方で、朝起きたときに発明のヒントが思いつくこともあり、これは大歓迎です。私の発明の大部分が朝、生まれたものです。ただし、これはセレンディピティの一種で、幸運の出会いに気づかなければ、ただ通り過ぎて行きます。利き目変更用具α点と学習誘導LED装置もマインドワンダリングからヒントを得たものです。

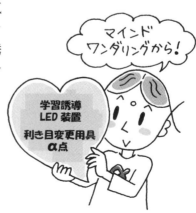

⑧ 「α君の学習机」で、集中・注意トレーニング ⋯⋯⋯

　実際に「α君の学習机」を使ってみましょう。ここでは三大リソースのうち、集中力と注意力に関する具体的なトレーニングを紹介します。学習前に「α君」の前に座り、一画面に「α君」が収まることを確認します。その後、集中トレーニングから注意トレーニングへと慣れていきます。

　最終的には両者を同期させ、同時に集中・注意トレーニングが自然にできるようにします。毎日、学習時に数回トレーニングをすることで、自動化され、簡単にできるようになります。「α君」は、集中力と注意力を最大限に引き出す、今までにない発明品です。

８−１　集中トレーニング

　学習誘導 LED 装置の三角形の中心部に視線をフォーカスし、背筋を伸ばして準備をしたら、LED 装置のスイッチを入れます。三角形の左右底辺部が点灯し、頂点へ向けてゆっくりと上昇移動します。この動きに合わせて、鼻から空気を吸い込みます。この間約２秒で頂点まで達し、１秒静止し、折り返しさらにゆっくり下降移動します。この間４秒かけて鼻または口から息を吐き出し続け、左右底辺部で完全に吐き出します。１秒静止し、同様の動きを５回連続したら１セットが終了します。

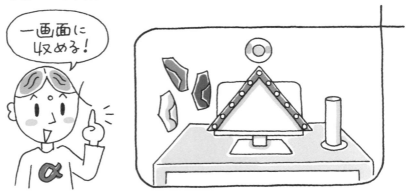

　気をつける点は、腹式呼吸を意識することです。点滅が上昇移動しているときに吸入し、お腹を膨らませます。点滅が下降移動しているときに、息を吐き出しお腹を引っ込めます。一日数セット行なうと安静時の何とも言えないリラックス感が収得できます。これがマインドフルネス状態で、座禅の感覚と同じです。吐き出し終了時の無の感覚はきっと病みつきになるでしょう。

8－2　注意トレーニング

　次に視覚を使った注意トレーニングを行ないます。

1）輻輳・開散

　学習誘導LED装置の三角形の中心部に視線をフォーカスし、背筋を伸ばして準備をしたら、LED装置のスイッチを入れます。三角形の左右底辺部が点灯し、頂点へ向けてゆっくり上昇移動します。この動きに目線を合わせ、遅れないように追いかけます。この間約2秒で頂点まで達し、寄り目（輻輳）状態になります。1秒静止し、折り返しさらにゆっくり下降移動します。この動きに目線を合わせ、遅れないように追いかけます。この間約4秒で左右底辺部に達し、離れ目（開散）状態になります。1秒静止し、同様の動きを5回連続したら1セットが終了します。

　コツはソフトアイを意識すること。LED点滅をソフトアイの目線で追跡する感覚で極端な寄り目、離れ目を体感することになります。右目と左目の動きを同時に感じることで刺激を受け止めやすくなります。慣れないと目が疲れるので、少しずつ慣らして無理をしないようにしてください。私の場合は、右目の動きが悪く、初めのうちは痛くなりました。

2）注視

　利き目変更用具α点をじっと見る注視をします。一点をどのくらい長い間、目を動かさずに見ていられるかのトレーニングです。文字を憶えるときに必要な機能になります。

たとえば、漢字を注視し、目を離したときにその像が少しでも残れば、何とか思い出すことができます。数十秒継続できれば合格です。

8－3　集中・注意トレーニング

　8-1の呼吸と、8-2の眼球運動を、意識しない（手続き記憶）でできるようになったら、呼吸と眼球運動を同期させて同時に行なうトレーニングをします。これができるようになると社会脳と認知脳の資源配分ならびに認知脳内部の注意配分が容易にできるようになります。学習に選択的注意が払われ、持続的注意で学習時間が延長できるのです。こうなると、一挙に学習効率がアップします。今様のタイパ（タイムパフォーマンス）なトレーニングです。

8－4　集中・注意が自在に

　「α君」を用いての集中・注意トレーニングを重ねるうちに、上級者になると自然にイメージが湧いてきて、「α君」がなくても「α君」をイメージしながら、集中・注意トレーニングができるようになります。自動化されたことになります。

8－5　集中・注意トレーニングの不思議

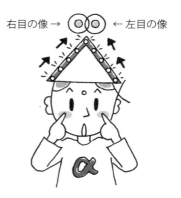

右目の像 →　　　← 左目の像

　心に見える像は、利き目に見えている像のみが見えます（両眼視野闘争※）。
　私の場合は、利き目が右目なので、脳（心）に見えるのは右目の像で、右目から左脳へ刺激が伝わっているので

す。左目の像は無視されます。

　「α君」での集中・注意トレーニング中、不思議な現象に気づきます。ソフトアイで見ている利き目変更用具α点が二重に見えるのです。これは右目と左目の像が同時に見えているからです。左にぼんやり見えるα点は右目の像、右にぼんやり見えるα点は左目の像ということになります。この現象を活用すれば、私も左目を一時的に利き目にすることが可能です。確かに右脳を刺激していることになります。これでイメージトレーニングへ進む準備ができました。

　※両眼視野闘争については本章⑮の **15-4、15-5**(75 ～ 76 ページ)で詳しく説明します。

8－6　聴覚の注意トレーニング

　聴覚の注意トレーニングを考えてみました。私の場合、電話するときを考えると、利き耳は右と思われます。注意力の増強案として、「あえて左耳を意識して使うと注意力は上がる」と仮説を立て、実証することにしました。意識だけで左耳を使うことができるか疑問の残るところですが、利き目を左目へ変えることで、左耳の注意力が増えるのは確かです。

8－7　坐禅から集中を得る

　「α君」の集中トレーニングを経験した後、坐禅をすると新たな発見に気づくでしょう。半眼状態の意味がわかるのです。より深い瞑想（集中）へ導かれます。

8－8　究極の注意・イメージトレーニング

　眼球運動で注意力を高めていくと面白いことに気づきます。学習誘導LED 装置の左斜面は左目・左耳の注意で、右斜面は右目・右耳の注意、

つまり左・右、二種類の注意があることに気づきます。視覚および聴覚に対する注意で左・右注意を同時に、または交互に使い分けると究極の注意力が得られます。不注意による見落としが少なくなるのです。この注意力を得れば、注意の種類で一番難しい分配的注意「ながら」ができるようになります。これについては第2章のQ 12（108ページ）で具体的に説明します。

⑨ 「α君の学習机」で、イメージトレーニング……………

⑧ で紹介した、集中、注意トレーニングに続けて、三番目のリソース、イメージに関して「α君の学習机」を使ったトレーニングを行ないます。本書では、集中・注意・イメージの一連のトレーニングを、リソース活用トレーニングと呼ぶことにします。イメージトレーニングの最終目標は、左目利き、左耳利きへの変身（開眼学習）です。毎日、順を追ったトレーニングが大切となります。

9－1 「α君」全体を使うイメージトレーニング

このトレーニングの特徴は、学習中もソフトアイで全体をぼんやり一画面として捉えているので、読みながら、聴きながら、背景でイメージトレーニングが続いている感覚です（学習しながら背景の絵画を眺める感覚です。左サイドを意識すると、よりイメージ＜右脳＞が湧きやすくなります）。

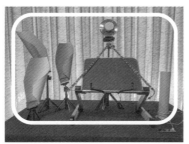

ステップⅠかステップⅡで十分ですが、究極のステップⅢも時期がきたらチャレンジしてください。

左斜面のLED装置の点滅が上昇する動きを追跡する意識ができれば、より簡単になります。

左目と左耳を使って右脳を刺激する感

覚をもつことが重要です。

ステップⅠ

　聴き取り、読み取りの学習前、または学習中に「α君」の前に座り、一画面の左部分、ドキドキオブジェとα点、それに繋がる LED 装置の三角形左斜辺に注意を向けます。色彩、形状、光具合をソフトアイでぼんやりと眺めることで、左目視野が右脳に刺激を与えます。ドキドキオブジェのオーラ色（オレンジ色、黄色、青色）、各種形状（丸、三角、四角、円筒、錯視立体）、光が透ける紙素材でイメージを読み込みます。

ステップⅡ

　集中・注意トレーニングでα点が二重に見えるようになった人は両目使いになっています。イメージレベルは向上しているので、この状態で学習してください。

　聴き取り学習では、二重の「α君」を見ながら学習し、読み取り学習では、ときどき目線を上げ、二重の「α君」を確認してください。ブックスタンドへ目線を落とした状態では、普通に見えるので読み取りに支障は出ません。

ステップⅢ　（開眼学習へ）

　次の段階へ進みます。座る位置を中心から 5 〜 20cm、左にずらし、三角形の左斜面を意識しながら、左目の像を注視します。このとき、ドキドキオブジェはボンヤリ見えます。二重に見えていた像が一つに見えるようになります。この感覚を維持し、聴き取り、読み取り学習を継続してください。

　右脳（イメージ脳）へ刺激を伝達し、利き目、利き耳を左に入れ替えた感覚になります。リラックスしてできるように、トレーニングしてください。

　慣れてくると、三角形の左斜面のバーを軸に台風の渦と同じ螺旋が上昇する絵が思い浮かび、左目、左耳が好感度になり、イメージ脳へ直結します。

9－2　ドキドキオブジェで錯視トレーニング

　　三種のドキドキオブジェは反転錯視で凸凹が反転し、二通りの見え方が交互に現れます。外の光が差し込み透けて見えるときに、起こりやすい現象です。私にはこのオブジェの形がピチピチのジーパン（tight-fitting jeans）に見えます。

　　残像トレーニングもできます。ドキドキオブジェを注視しながら、素早く瞬きをします。目を閉じるとまぶたの裏に残像を感じます。

　　レースのカーテン越しに庭を見ると残像を感じることが容易になります。

9－3　α点を左目で見る

　　利き目変更用具α点をソフトアイで見つめると二重に見えるようになります。左に見える像は右目で見ており、右に見える像は左目で見た像です。同時に見えているのです。

　　右脳と左脳の情報交換をする脳梁が混乱を来たしています。右の像を注視するといつもと違う左目で見ているのです。今までにない経験です。右目を瞬きしながら左目の像を確認してください。

9－4　右目の像から左目の像へ移動

　　α点が二重に見えている状態から左右にゆっくり頭の位置をずらすことで右目の単独像が見え、次に左目の単独像へ移っていきます。右脳と左脳を交互に刺激することでイメージ力がついてきます。今までにない経験になるはずで

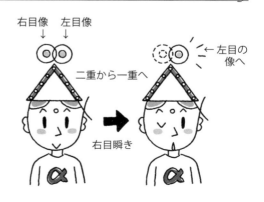

す。脳梁を自在に使うことで、左脳と右脳のバランスが取れます。顕在記憶と潜在記憶、継次処理と同時処理のような一見矛盾する機能のバランスがとれ、学習に対する不安感が払拭され、プラス指向が優位となります。

９－５　左手を使い、渦を作る運動

　右手利きの人が、左手のみを使い訓練する機会はあまりありません。飽きてしまうからです。私にとって、飽きない訓練法があります。左手で何かを持って渦を造る運動をします。軸に対して台風と同じ動きをします。右脳の運動系へ刺激を伝えます。右利きに合った螺旋運動で親しみを感じています。

⑩ 発声（発音）トレーニング

　学習時には、脳の運動系である見る・聴く・書く・話すが重要な要素になります。ここでは、話す、すなわち発声について取り上げます。
　私の場合、学習スタイルが言語感覚系のため、発声の前に思考が入り、言葉が容易に出てこない傾向にあります。日本語で発声コンプレックスがあるので、英語になると発声までに時間がかかり、会話が不得意になります。練習法はあるのでしょうか？　赤ちゃんの最初の学びは母親の話しかけを聴き、真似をすることからスタートしますが、この方法は参考になりそうです。耳と口と鼻のバランス・トレーニングになります。

１０－１　女優、アナウンサーを観察する

　写真を撮られるときに、どのような顔をしたらいいのか困ったことは

ありませんか？　発声に長けている女優や
アナウンサーを観察すると、皆同じ表情を
していることに気がつきます。女優顔です。
口を横に引き、上下の歯を見せ、にっこり
と笑っています。鏡を見ながら女優顔を真
似するのです。このポーズを取ることで表
情が豊かになるばかりか、発声が容易にな
ります。

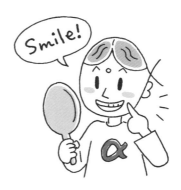

10 － 2　　上唇小帯（上歯の奥の口裏ひだ）トレーニング

　唇の位置を固定するために、上唇小帯があります。手で確認してくだ
さい。この小帯が発声に関係してきます。この小帯に力を入れると女優
顔になり、力を入れた状態で発声すると、どのような発音に対しても対
応が容易になります。唇、歯、舌、顎の動きがよくなり、どの発音にも
対応が可能となります。ガムで作成したマウスピースで訓練すれば、力
の入れ方を把握できます。
　速音読やシャドーイングの資料を使うと発声の効果を実感できます。

10 － 3　　舌小帯（舌裏のひだ）トレーニング

　舌小帯は発声時の口の動きと関連します。舌の先を上げる運動を繰り
返すと発声が容易になります。鏡を使って、どの程度上がるか確かめる
ことができます。
　舌先を上げて一定時間保持すると、口と耳がつながり、気持ちのよい
状態となります。

10－4　呼吸と発声

　腹式呼吸がここでも大いに役に立ちます。鼻で空気を吸い込み、口から吐き出します。吐き出しながら発声をしているのです。腹式呼吸ができると発声も安定してきます。一部鼻から吐き出す発声もあります。

10－5　「ウー」と「イー」の発声練習

　学習誘導LED装置を用い発声練習します。深呼吸し、息を吸い込みスタートします。
　LED装置のスイッチを入れ、点灯の上昇に合わせて口を細め、「ウー」と発声します。今度は、点灯の下降に合わせて口を目いっぱい横に引き、「イー」と発声してください。女優顔になっています。何セットか継続してください。口の動きが非常によくなります。

10－6　口笛と歌

　練習を継続すると、口の動きと呼吸が徐々に合ってきます。歳をとり、口笛を吹くことや歌を歌うことが不得意になった人も、発声運動を重ねることで、復活した自分に出会えます。

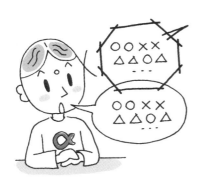

10－7　シャドーイング

　聴こえてきた音声に、一呼吸遅れながら、真似をするのがシャドーイングです。
　赤ちゃんが聴こえた音を真似するのと似ています。忘れないうちに発声す

るのです。音は文字と異なり、すぐに消えてしまいます。消える前に発声し、その音をもう一人の自分が聴いているのです（これをオートクライン効果といいます）。このオートクライン効果で発声力が大幅にアップします。テレビのニュースでアナウンサーが喋る内容をシャドーイングできるようになれば、日本語の発声は上級者といえるでしょう。

10－8　音読、シャドーイングは記憶の入り口

　音読、シャドーイングをすると、自分の声をもう一人の自分が聴いています。このオートクライン効果は記憶や暗唱の手助けをします。声を出さない黙読、黙シャドーイングでも同様な効果があるとされています。スピードを上げて学習したいときは、この黙読、黙シャドーイングが有効です。

⑪ 散歩時に行なうリソース活用トレーニング

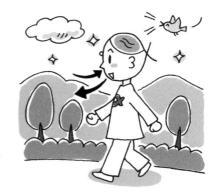

　「集中力」「注意力」「イメージ力」の三つのリソースを、私は普段の散歩時に使ってトレーニングしています。その活用法を紹介します。

11－1　集中

　鼻から吸引し口から吐き出す腹式呼吸をしながら歩行します。歩行中に苦しくなったら二吸一呼へ切り替えます。さらに苦しくなったら口・口呼吸の腹式呼吸へ切り替えます。こんなふうにして安定した腹式呼吸を習得します。ソフトアイと組み合わせると、どこでも瞑想状態へ入れます。

11－2　注意

　目線を道路から空へゆっくり移動させながら眼球運動と呼吸を同期させます。

　輻輳（寄り目）をイメージしながら、行ないます。散歩の途中に富士山が見える4カ所では、どのように見えるのか注意が高まります。色合いやハッキリ感はなかなか表現ができませんが、鳥の声が綺麗に聴こえ、自然に聞き入っています。耳の注意も働いているようです。

11－3　イメージ

●残像
　坂を上がり切ったところで、遠くの景色を見ながら行ないます。目線を道路から空方向へゆっくりと移動させながら、視界に入る画面を注視します。右目を瞬きすると自然に左目も遅れて瞬きします。何回か繰り返すと残像を楽しめます。左目で見えている像を写し取っているのです。私の場合、縦の線、電柱の残像時間が長いようです。すぐに消えますが色の変化も興味を感じます。光の当たっている部分は紫色に変化します。

●イメージの符号化
　いつもの道を通って、それぞれの家の近くへ来ると、車の形や色、ナンバーが思い出されます。記憶した同一環境で検索を行なうと思い出しやすくなります。この現象を符号化特定性というそうです。まずは自分の記憶力に自信をもつために「α君の学習机」で記憶し、同じ環境で思い出す学習法が推奨されます。

11－4　リハーサル効果

　散歩時に各家先に止められている車のナンバーを繰り返し記憶する癖

をつけると、忘却が予防され、正解率がよくなります。ときどき散歩の
コースを変え、新たな情報を記憶するようにするのがおすすめです。

11－5　クオリア

　集中力、注意力、イメージ力のリソース活用が高まると、一種の覚せ
い水準に達し、クオリア（質感の高揚）を感じるようになります。たと
えば、四季折々、毎日のように見ている富士山でも「こんなに美しい見
え方は初体験！」となるのです。徒然草「春はあけぼの。ようよう白く
なり行く、山ぎわ少しあかりて、紫だちたる雲の細くたなびきたる」の
雲の色が見えるようになるのです。

⑫APD（聴覚情報処理障害）の改善 ᐧᐧᐧᐧᐧᐧᐧᐧᐧᐧᐧᐧᐧᐧᐧᐧᐧ

　ここで取り上げる APD は、聴力に問題がない、知的な問題がない、
発達に偏りがない場合を想定しています。そのうえで、聞こえているの
に聴き取れないのは何が原因で起こるのでしょうか？　結論は、ワーキ
ングメモリの音韻ループの容量不足によるものです。視空間的スケッチ
パッドと異なる点は注意を向ける時間が、音韻ループでは音声が短時間
で消えてなくなるため、時間との競争になります。瞬時の対応が必要と

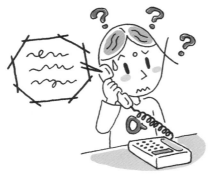

なります。言い換えると右脳（イメー
ジ脳）の協力がないと処理ができな
いのです。

　私の場合、電話で相手の名前が確
認できないことがよくありました。
ほかにも、カーナビの案内の地名を
よく聞き間違えます。速いテンポの
歌の歌詞も聴き取れません。一番影

響を受けたのは、英語学習でした。スピードが少し速くなると頭が混乱し、まったく聴き取れないのです。リソース活用トレーニングを行ないながら、専用教材を使うと、改善スピードを実感できます。

12－1　自己分析

　若いときの自己を分析すると、左脳優位で完璧主義、語彙力不足、不安なことが思い浮かぶと注意拡散が起こりました。継次処理型なので、出だしの言葉が聴き取れないと混乱してしまいました。振り返るとAPDに陥りやすいタイプでした。

12－2　APDの要因

　ワーキングメモリの音韻ループの容量不足と推測されます。容量不足を改善するには、何が必要なのでしょうか？　5つのことが考えられます。集中力、注意力、覚せい水準、推察力、知識（語彙力）です。「α君」で改善できるのでしょうか？

●集中力・注意力・覚せい水準
　「α君」で集中・注意トレーニングを行なうことで、集中力・注意力は強化されます。覚せい水準は集中・注意・イメージのリソース総和が一定以上のレベルに達すると定義しました。

●推察力（連想）
　「α君」のイメージトレーニングが得意な領域になります。次にどのような言葉が出てきそうか類推できれば、聴き取りも楽になります。APDにはイメージトレーニングが必須になります。

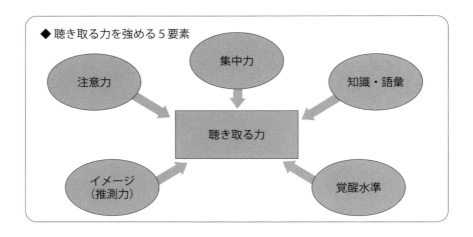

◆ 聴き取る力を強める5要素

注意力　集中力　知識・語彙　聴き取る力　イメージ（推測力）　覚醒水準

●知識（語彙力）

　長期記憶している知識から関連語彙を思い出せれば、聴き取りが楽になります。

　右脳が瞬時に処理をしてくれます。視空間的スケッチパッドを介した知識も活かします。

12－3　聴き取りトレーニング

　私が試した聴き取りトレーニングで一番効果的なものは、シャドーイングです。

　ユーチューブなどで名作の朗読を聴きながら行ないます。朗読者の声からワンテンポ遅れで真似をして発声します。シャドーイングのスキルを学校で集中的に学んだ記憶もなく、今思えば残念な気持ちです。入力情報を直ちに出力するので、音韻ループの容量が小さくても、ある程度、対応できるトレーニングです。自分の発声をもう一人の自分が聴いているので記憶もされ、だんだん上手になっていきます。暗唱できるようになれば、上級者です。

12 － 4　右脳の協力（聴いて瞬時の処理）

　音の記憶が消えないうちに処理が求められます。右脳優位な処理法です。右利きの人はどうすればよいのでしょうか？　推論ですが左目・左耳を使い、右脳を経由したのち、左脳（言語脳）で処理するのがよさそうです。集中•注意トレーニングの右脳を刺激するトレーニングとイメージトレーニングを習慣にして効果を確認してください。

12 － 5　耳と口を一体化する

　上唇小帯と舌小帯を伸縮運動することで、耳と口のバランスが取れ、聴き取りが容易になります。たとえば、舌小帯を上に延ばした状態で倍速の教材を聴いてみてください。通常と比較して聞き取りやすくなっていることに気づきます。

12 － 6　APD の改善を英語で評価する

　日本語、英語の速聴用（倍速）の教材を用いると、自分で APD の改善を評価できます。同一の教材を一定期間使用して、自分で聴こえた音声の質感で評価します。これをメタ評価と呼んでいます。私の場合、4倍速の英語教材で大きな変化が体現できました。ノーマル速の後に2倍速、その後に4倍速が流れてきます。まったくの雑音からスタート→意味のない英語らしき音→意味を類推できる英語音へ変化していきます。頻度が重なり、ノーマル速と2倍速で英文が暗唱記憶され、その余韻で4倍速を聴いているのでしょうか？　寝起きに復習すると大きな変化を感じ取れます。

⑬ ディスレクシアの克服 ▪▪▪▪▪▪▪▪▪▪▪▪▪▪▪▪▪▪▪▪▪▪▪▪▪▪▪▪

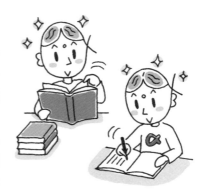

　読み書きに障害のある人をディスレクシアと呼んでいます。学習障害の一種です。私の場合、小さいときから漢字の読み書きが不得意で、字が汚いことからコンプレックスがありました。その結果、本を読むのも嫌いで、音読や習字の授業は、終わる時間をただただ待っていた記憶があります。運よくワープロやワードを使用する時代になり、字の汚さに関しては大恥をかかずに過ごしてきました。ここでは、集中・注意トレーニング、イメージトレーニングの中で、私の速読、漢字嫌いがどのように変化したかを振り返ります。一般論で言えば、APD を克服して、聴き取りができ、次いで苦手の読み書きを克服するという順番が望ましいです。

13 － 1　今、速読ができるわけ

　読書不足を解消するため、若いときから速読に興味をもち、関連する本を多数購入しました。今回、記憶に残っている『フォトリーディング（速読術）』（フォレスト出版）を読み直してみました。目次は、フォトリーディング準備→高速学習モード→アファメーション→フォトフォーカス→安定状態を保つ→達成感となっています。
　この本の記載内容を要約し、「α君」と対比したいと思います。

1）準備・高速学習モード
　同書ではまず、何を何のために読むのか、目的を明確にしてから「リラックスした集中状態」に入ります。この状態を「高速学習モード」と呼んでいます。深呼吸をして雑念を消し去り、高性能な情報処理へ繋げ、

右脳を作動させます。

　「α君」では、集中・注意トレーニングで腹式呼吸からマインドワンダリング（雑念）を抑制し、マインドフルネス状態へ入り、注意トレーニングでワーキングメモリ（情報処理）の容量増を図ります。

2）アファメーション（肯定的な暗示）

　気持ちのもち方で学習効果が大きく左右されます。同書では、「速読の最中、私は完全に集中している」等のアファメーションを行なうことでフォトリーディングした文書を右脳のデータベースに効率的に送り込みます。

　「α君」では、引き続きイメージトレーニングを行なうことで、右脳が活性化され、かつ、左脳と右脳のバランスが取れます。顕在記憶と潜在記憶、継次処理と同時処理のような一見矛盾する機能のバランスが取れ、学習に対する不安感が払拭され、プラス指向が優位となります。

3）フォトフォーカス（ページ全体を眺める）

　フォトフォーカスの神髄は「ソフトアイ」で見る、新たな目の使い方にあります。

　フォトフォーカスを使うとブリッジ・ページが見えるようになります。本の中央の綴じ目が一本の丸まった筒状に見えます。ソフトアイの状態を作りフォトリーディングを行なうことができるまで、少し時間がかかるかもしれません。

　「α君」では、注意トレーニングやイメージトレーニングの最中に

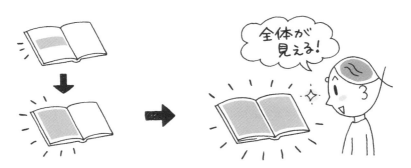

α点が二重に見えるようになります。
当然、ブリッジ・ページを見ることも
できます。
　毎日のトレーニングを積み重ねると
ソフトアイで視野を広げ、ページ全体
を見ることが可能になります。

4）安定状態を保つ
　同書では、改ページ時に安定状態
「高速学習モード」を保つための方法が記載されています。ミカン集中
法、姿勢、呼吸、ソフトアイの確認、広範囲視野の確認を、必要に応じ
再度行ないます。
　「α君」では、集中・注意トレーニングとイメージトレーニングを短
時間でもう一回繰り返せば安定状態が得られるので簡単です。

5）達成感
　フォトリーディング（速読）は意識上での理解度がなくても、右脳は
潜在意識で記憶しています。同書では、「取り込んだ情報が意識と無意
識の間が橋でつながれて流れていく」と考えて終了します。
　「α君」では、イメージトレーニングで左目、左耳から情報を右脳に
伝える実感があります。潜在記憶に期待しているのです。

　フォトリーディングと「α君」をステップごとに対比しましたが、
「α君」のトレーニングはフォトリーディングのトレーニングを包括し
ており、内容が類似していることが分かります。「α君」のトレーニン
グはより具体的で、いつの間にか速読術を手続き記憶として潜在記憶で
きる特徴があります。
　フォトフォーカスでは、「周縁視野を使って、見開きページ全体を一
度に脳に写し取ります。目で取り込んだ情報を、意識に上がる前に処理
し、それを右脳にある巨大な記憶のデータベースへ直接送り込むのです」
と記載されています。

「α君」では左右の利き目のバランスを取ることで、右脳への情報伝達をより活性化し、記憶力の改善を目指しています。両者の方向性は一致しています。

■今、速読ができるわけ

今、速読ができるわけをメタ評価（第三者的評価）してみます。

「α君」のトレーニングはフォトリーディングのトレーニング内容を包括しており、いつの間にか速読術を手続き記憶として潜在記憶しています。

ページ全体を見ることはでき、通常の数倍のスピードで読み取ることはできますが、フォトフォーカス（写真のように写し取る）は難しい状況です。

フォトリーディングは左目を使い、右脳が得意とする視覚や五感をフル活用し、無意識のうちに巨大なデータベースを蓄積する方法です。

13－2　漢字の読み書きはどの程度、改善したか？

漢字が苦手な人には、その形は非常に複雑に目に写ります。「左脳（言語脳）と右脳（イメージ脳）の連携がないと漢字を憶えるのは難しい」というのが私の結論です。「α君」のトレーニング法を下敷きにして、私なりのトレーニングをしてみました。どのように改善したか、時系列的に方略と変化を記してみます。

ステップⅠ：リハーサルで憶える

電子辞書を手元に置き、毎日、機会があれば読み書きの練習をします。次の日に、練習した漢字を思い出す習慣をつけます。でも思い出しが不得意なので、すぐ忘れます。そこで電子辞書の履歴機能を活用しました。

ステップⅡ：注意を少し強化

眼球運動の注視で漢字をじっと眺め、印象付けます。注視したまま

目を離さず、漢字を書き取り、触覚も活用しました。ある程度、効果はありました。

ステップⅢ：イメージトレーニングの効果

思い出す力が徐々に付き、扁や旁を何となく思い出す確率が上がっていきます。漢字を眺めた後、残像効果を感じるようになりました。

ステップⅣ：集中・注意トレーニングとイメージトレーニング

自分のリソース増の中で読書中やテレビのニュースで漢字が出てきたら復習するようにしています。左目、左耳からの情報入力が漢字の知識化に有効か、試しています。残像効果のイメージ記憶が強い味方です。

■漢字の読み書きはどの程度、改善したか？

ステップⅣの方略で、わかっているはずの漢字がなぜか思い出せない状態から、少しの時間で思い出せる状態まで改善しました。まだ右脳のスピード処理が十分ではありません。さらに瞬時に思い出せるように左目を使う漢字記憶法を検証中です。読書本と字幕付きのテレビ番組で出てくる漢字が教材になります。忘却の確率は下がっています。

13－3　左利きに生ずるディスレクシアの克服法（アイディア）

右利きは左脳を使って言語処理していますが、左利きは左脳と右脳を使って言語処理をしています。両方の脳を使うので時間がかかる特徴があるため、読み書きに不具合（ディスレクシア）が出る場合があります。現時点ではアイディア段階ですが、「α君」のリソース活用トレーニングでワーキングメモリの容量増を目指し、左目利きであれば、右目利きへ開眼し、学習を継続する方法で改善を目指す方法を探っています。

⑭ 英語脳への挑戦 ∙∙

　英語は中学から学習をスタートし、高校、大学、仕事とその関りは累計 50 年以上にもなります。それなのに、なぜ会話ができないのか？現役を引退し、後期高齢者になった今、最後のチャレンジをしています。

14 − 1　日本の英語教育

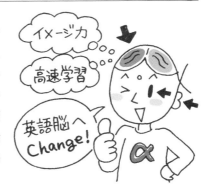

　日本人の英語力について、英語脳力テスト TOEFL での結果は、世界的にもアジアでも最下位に近いとされています。どのような意味で英語力が低いのか？　読む・書くではある程度評価されますが、いくら勉強しても日常会話さえできない、聞く・話すが弱いのです。

14 − 2　学習支援の心理学

　本章❷（24 ページ）で取り上げましたが、心理学では主体的な学習を自己調整学習と呼んでいます。また学習支援で肝となるのが、認知方略、メタ認知的方略、リソース活用方略の三つに大別される学習方略です。これまでも自己調整学習のサイクルモデルや学習方略から日本に合った英語教育の議論がされてきましたが、状況は変わっていません。海外で成果を上げている移民への機能的学習環境や英語で授業をするイマージョン教育も日本には合っていないようです。

14 － 3　自分が感じた日本人の英語学習

　日本語と英語では大きな違いがあります。

●日本語は縦書きで右から左へ読みます。
　英語は横書きで左から右へ読みます。目の動きが逆になります。日本語は右目優位な配置、英語は左目優位な配置になっています。日本語は学習時に右脳への刺激が少ない特徴があります。

●日本語は平たんなゆっくり発音
　英語は強弱リズムの発音でスピード感があります。日本語以上に右脳の協力がないと理解できない言葉です。

●右脳優位な子どもに教える英語
　大人に教える英語は、子どもの教え方とはまったく別物と考えたほうがよさそうです。
　私の体験では、左目利きの人は右目利きの人より英語を使いこなす確率が高いと思われます。日本人の左目利きの比率は低く、25％程度といわれています。語学が不得意な一因はここにあるのではないでしょうか。
　これらを克服するために有効と思われるのが、速聴教材とバイノーラル録音（臨場感のある音で録音すること）の利用です。「α君」でのトレーニングと併用することで、右脳開発と英語脳への強化が実感できました。

14 － 4　リソース活用方略で英語脳へ変えていく

　私の場合、「α君」で集中・注意トレーニングとイメージトレーニングを継続することで、右脳（イメージ脳）が活躍できる環境が整備されてきました。左目、左耳を使い開眼学習を続けています。

1）速聴教材で英語脳を感じる
　400短文でノーマル、倍速、４倍速を聴き取ります。右脳が働かない限り、４倍速は雑音にしか聴こえません。２倍速を聴き取るのも苦労し

ます。左耳を使うと２倍速が聴き取れるようになり、４倍速が英語らしく
聴こえ、一部の単語が聴こえるようになりました。この先が楽しみです。

２）バイノーラル録音をイヤホンで聴く

　左目、左耳の高速学習ができる過程で、バイノーラル録音をイヤホン
で聴くと音が頭の周りをクルクル廻ります。今までにないクオリアを感
じる音質です。英語脳への変化を実体験しました。

３）入力情報を出力できるか？

　英語の音韻ループの容量は順調に増えていますが、英語知識の瞬時出
力ができるかが現時点での課題になっています。使用中のいろいろな教
材を選定してシャドーイングの出来具合で評価中です。発声トレーニン
グが重要になってきます。

14－5　英語が口から出る英語脳への挑戦（結論）

　「α君の学習机」を使い始めて、集中・注意トレーニングとイメージ
トレーニングを確立し、最終的に左目・左耳を使い高速学習できるよう
になる開眼まで、10 カ月を要しました。開眼後は左目を使えば使うほ
ど、右脳の高速学習が可能となり、英語を話す英語脳へ変化していきま
す。「α君」を使い、開眼学習を習得すれば、英語への注意力が自動対
応となり、右利きでも英語脳を得る可能性が高まります。後期高齢者で
も可能です。

⑮イメージからクオリアへ

　脳科学者・茂木健一郎さんの『クオリア入門』（ちくま学芸文庫）を
読みながら、自分の「イメージ」の概念とクオリアの関係を自分流に考

えました。同書で述べられているニューロンとシナプス論については、ほとんど理解できていません。

15－1　クオリアと自分

　「α君」でリソース活用トレーニングを続ける中、朝の散歩時に不思議な現象に気づきます。富士山の見え方が変わってくるのです。雲の色、鳥の鳴き声も変わってきます。自分の心の感度（質感）が変化していくのです。これは自分が感じていることで、他の人には伝えるのが困難です。自分の存在を強く感じる瞬間です。クオリアは自分の心が感じている瞬間の表象であることがわかります。

15－2　「ポインタ」とイメージ

　同書にある明示的な表現の「ポインタ」説は、私にとっては非常にわかりやすい説でした。志向を示す「ポインタ」があり、クオリアが具体的に表象される仮説です。自説では、イメージ記憶とポインタが同種のもので、クオリアを体現した段階で、「ポインタ」情報が更新され、質感が変化する現象も説明できます。

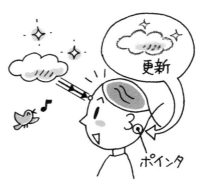

※ポインタについては 126 ページ参照

15－3　ポインタは注意ネットワーク

　クオリアに対して「ポインタ」の働きは注意ネットワークの働きに類似しています。「ポインタ」すなわちイメージ力が増加すると注意力が適正に働き、認知力が鮮明になるのです。

15 － 4　両眼視野闘争

　両眼視野闘争とは、左右どちら
かの目からの情報が優先されるこ
と。左目の網膜に投影される視覚
像と右目の網膜に投影される視覚
像は大きく異なります。しかし実
際には利き目の像を優先し、利き
目の像だけが、心に見えるものに
なります。どちらの目が優先され
ているのか、左右の目のいずれか
を閉じることで利き目を確認でき

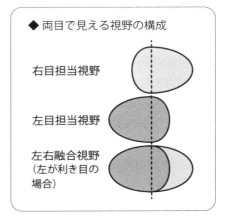

◆ 両目で見える視野の構成

右目担当視野

左目担当視野

左右融合視野
（左が利き目の
場合）

ます。いつも利き目を使うため、私の場合は、右目の視力が悪い特徴が
あります。主観性すなわち自分の意志で利き目を選ぶことができないメ
カニズムが働くのでしょうか？　同書では、縦横縞の研究結果（左目の
位置からは横縞、右目の位置からは縦縞に見える特殊な対象物で研究）
について、次の三つの特徴に要約されています。

　①視野の特定の部分では縦縞、横縞の一方が見える排他的な二者択一
　　である。
　②二つの刺激が見える境界は、鋭利なもので、ゆっくり変化する領域
　　に挟まれることはない。
　③二つの刺激が見える領域は刻一刻と変化し、自分の意志でコント
　　ロールすることはできない。

　特徴として、視野の特定の部分で融合した刺激が見えることはないし、
自分の意志でその刺激をコントロールすることはできない、としています。

15 － 5　「α君」での両眼視野闘争

　「α君」を用いたα点を中心に左目視野（ドキドキオブジェ）と右
目視野（αシリンダー）では、15-4の特徴とは異なる結果が得られ

ました。右目視野と左目視野の共通領域（α点）に着眼して、その現象をまとめます。

①２つの刺激が見える領域（α点）をソフトアイで見ると二重に見え、２つの刺激が重なり見えています。

②目線位置を境界からわずかにずらすと二重が解消し、右目視野と左目視野を自分の意志で選択することができます。両目を開いたまま、左目利きの人が見ている左目視野を体感できます。この状態を維持することも可能です。

　この①と②のトレーニングの後に、「ルビンの盃図形」や「老婆と若い女」を180度ゆっくり回転させながら見ると、２種の図形が共存する場面が生じます。15-4の３つの特徴とは異なる現象です。α点では、融合刺激が見え、一定の範囲でコントロールもできます。両目使いの特徴のようです。

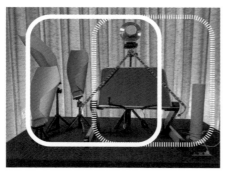

左目担当視野（実線）と右目担当視野（破線）
（15- 4 <75 ページ > 参照）

ルビンの盃

15－6　右目利きが左目利きになり学習できます

　「α君」を絵画に見立て、右目利きの私が左目利きになり、「α君」絵画を左目利きで見ています。同時に学習誘導LED装置の三角形の左サイドを意識すると左利き耳へ変身することも可能です。左目利き、左耳利きの状態で学習が可能になるのです。脳のバランスが取れ、快適な環境です。

15－7　人生の黄昏どきにクオリアを感じる

　脳科学者でない私が使う言葉「クオリア」は、五感で自分の心が感じる独特の質感と定義します。自分が感じているものを他の人に表現はできません。その点では「イメージ」と共通性があります。クオリアを強く意識できる条件として、脳の機能が一定の範囲を超えて変化したときに、今まで心で感じることができなかった質感を、心で感じることができるようになるのです。

　「α君の部屋」の開発から「α君の学習机」の試作まで約3年を要しましたが、直近の2年間での私のクオリア体験を紹介します。

1）朝の散歩で見る富士山
　朝の約40分の散歩を習慣としていますが、往路では富士山の見える4カ所を経由します。ある日、富士山と空と雲の色彩、遠近、立体の感覚が以前と異なることに気づきました。表現するのは難しいのですが、とにかく美しく感じるのです。

2）室内の観賞用の植物
　数種類の観賞用の植物に水やりをしながら、その変化を観察します。毎日の変化に気づきがあると興味が増します。春の成長は著しく、葉の表面に現れる成長ホルモンの水滴、新芽の色調の変化、苔へ光が当たる蛍光色と、過去には感じないものが感じられ楽しみとなるのです。

3）鳥の声と英語の音声
　朝起きると、東南アジアに来ているのかと勘違いするほど鳥の声が聴こえます。
　聴こえ方に透明感があるのです。鳥の声が鳥のように、英語が英語のように聴こえるのです。

4）漢字を書くと指に漢字の形が伝わる
　漢字を憶えるために筆記すると、指に何となくその形が伝わってきます。

5）キウイとヨーグルト

　ヨーグルトの中にキウイを入れて食べるデザートに、はまっています。別々に食べてもおいしいのですが、混ぜた食感が新鮮で楽しんでいます。新たな味を創り出しています。

6）ドライブで感じる

　いつもの海岸沿いのドライブで広角視野を眺め、エンジン音とラジオとカーナビを聞きながら、体でスピードを受け止めます。カーブの先の道路が心に浮かび足がブレーキに移動します。恐怖から解放され、気持ちのよい安全運転です。

●クオリアを感じるには

　右脳と左脳のバランスを取ることができ、両者の情報交換をする脳梁が働けばクオリアをより感じることができるのです。具体策としては、右利きの人は、左目と左耳を使う習慣をつけるとよいでしょう。

⑯ 右目利きが左目利きになった日（開眼学習）········

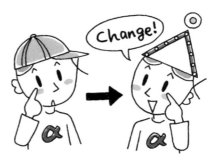

　2023年7月15日、この日、自分の意志で右目・右耳優位から左目・左耳に切りかえる不思議な体験をしました。それまでは切り替えたつもりでも、長年の右利きへすぐ戻るのです。しかし、この日は少し違っていました。「α君」の正面から少し左にずれて座り、左三角形を意識してイメージトレーニングすることで、より明確に左目・左耳へ切り替わり、それを一定の時間、維持できたのです。この日を「α君」開眼日と定め、この日以降の変化を列記します。右脳が日々活性化し、予想外の速い変化をもたらしています。

16－1　左目利きへの変化を確認

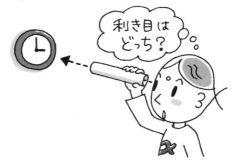

　利き目を調べるためキッチンペーパーの芯を用いて確認してみました。視野が遠くになると両目使いになることがわかりました。机上にセットした「α君」の範囲では選択が可能です。ときどき、左目像を確認しながら学習を継続します。学習環境では、α点で確認すると左目利きになっています。正しく言えば、両目使いでバランスを取っているのです。

16－2　ルビンの盃で不思議体験

　「他者あり、ゆえに自己あり」の説明にルビンの盃図形が使われます。この図形は盃にも二人の横顔にも見えますが、両方が同時に見えることはないとされています。上記の両目使いの不安定な状態でルビンの盃を見ると、盃と顔が同時に見える気がします。

16－3　漢字に注意を向けない癖

　子ども時代の漢字コンプレックスがいまだに抜けず、漢字を見ると注意をそらす癖がついています。これに気づいたので、速読中に漢字にのみ注意を集中するトレーニングを採用しました。漢字から漢字に飛ぶ眼球運動をします。書けない漢字が右脳で選別され、あとで確認できます。苦手な漢字をひらがなでは憶えているのです。

16－4　暗唱

　暗唱は不得意で自分には無理と決めつけてきました。右脳と左脳を同時に使う開眼学習で、音読（シャドーイング）を繰り返せば、潜在記憶となり、イメージが先行し、思い出す体験ができ、自信がつきました。学習の後、ただちに暗唱を確認できませんが、一晩寝ると脳が整理され、思い出すことができるのです。常識を変えればよいのです。音読・暗唱記憶法を試しましょう。

16－5　英語の速聴（４倍速）

　４倍速の英語教材、短文とはいえ聴き取れることはないとハードルの高さを痛感してきました。毎日聴いているうちに、連想ゲームのようにキーワードが頭に思い浮かび、何となくわかった気分になります。従来の考え方、全文を発声するスタイルから、無意識に思い出せたフレーズを発声するスタイルへ徐々に移行しています。４倍速でも普通速と同じように聴こえるようになると誤解していた自分がいるのです。４倍速は聴こえたままをシャドーイングすれば、よいのです。

16－6　本の執筆活動

　考えて、考え、なかなか進まなかった執筆が、思い浮かんだエピソードを書くことで急激にスピードアップできました。

16－7　新たな自分との出会い

　右脳を毎日鍛えることで、新たな自分を日々発見しています。過去のコンプレックスが解消され、バランスの取れた脳へ変身しています。右

脳のささやき「完全とは、全体を見渡し整えていくこと」がスッキリと
問題を解決してくれます。左脳中心の完全主義がどのような弊害を生む
か認識する毎日です。

16 － 8　α空間へ感謝

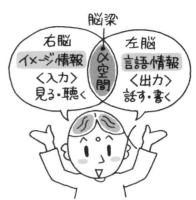

「α君」のリソース活用と開眼学習
を組み合わせることで、α空間が完
成し、学習に関する目標が達成でき
そうだということを実感しています。

⑰「α君」と開眼学習で目標の達成 ∙∙∙∙∙∙∙∙∙∙∙∙∙∙∙∙∙∙∙∙∙

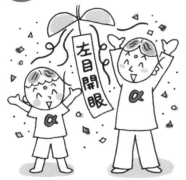

　4つの目標（速読、漢字、英会話、記
憶力の改善）を掲げチャレンジをしまし
た。その目標は達成したのでしょうか？
2022 年 10 月に「α君の学習机」を開
発し、リソース活用（集中、注意、イメー
ジ）を確立し、2023 年 7 月 15 日に左
目が開眼し、今に至っています。夢の実
現が目の前まできています。少し覚せい状態になっています。

17 － 1　速読はどのレベルへ達したのか？

　集中と注意が向上し、結果、視野の拡大と目の注意機能（眼球運動）
が高まり、速読のスキルをほぼ獲得できました。読書嫌いから脱皮でき
ました。今回の執筆に関係する心理学の本も多数速読しました。速読に

必須なソフトアイ（両目使い）から左目の開眼が最終的に読み取り記憶の改善に繋がりました。認知症予防も兼ねて、以前から試している読み取りながら発声をする速音読へ定期的にチャレンジし、メタ評価（第三者的評価）をしています。速読のレベルが向上すると、音読も速くなり、安定します。

17－2　漢字の思い出し

　私の漢字嫌いは、瞬時に思い出せないことが主要因です。辞書を引くと思い出すのです。「α君」の活用でイメージ力が大幅に拡大する中、漢字を注視する方法と筆記を併用することで、扁と旁を思い出す記憶法で漢字認知数が大幅に増えています。恥をかかないレベルになってきました。テレビの字幕に漢字が出ると注意がそこへ向かいます。前日、リハーサルした漢字を今日気になり思い出している自分がいます。忘却を防いでいるのです。

17－3　英会話（APD）

　一番難関な目標です。手続き記憶と考えているので、暗唱ができるかどうか。左目の開眼から一気に暗唱モードへ変化が見られます。この先、どう変化するのかが楽しみです。また、速聴（倍速）が聴き取れる進歩が顕著です。シャドーイングのレベルも急速に上がり、暗唱の扉が見えてきました。

17－4　記憶力の改善

　「α君」のリソース活用トレーニングで学習に関する記憶力、すなわち、ワーキングメモリの働きは大きく改善したとメタ評価（第三者的評

価）しています。左目開眼からさらなる飛躍を期待しています。暗記から暗唱へ脱皮できるか？　記憶の質の変化を感じています。

17－5　「α君」のリソース活用と　開眼学習で目標達成

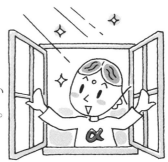

　4つの目標達成に必須な方略は共通しています。「α君」のリソース活用と開眼学習です。学習に関する目標はα空間で達成可能です。

⑱「α君」と健康

　毎日「α君」に向かい、集中・注意トレーニングとイメージトレーニングを行なうと、高齢者の抱える健康問題にどのような影響があるのでしょうか。実践してみた私なりの考えを記します。

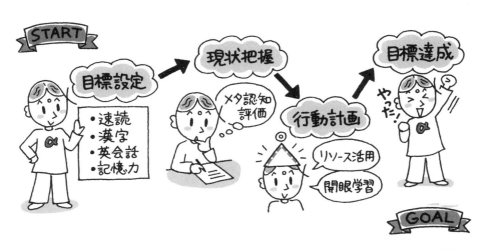

18－1　腹式呼吸が精神を整える

　腹式呼吸で禅と同様の瞑想状態に入れるので、雑念が一時的になくなり、精神の安定に繋がります。マイナス思考のマインドワンダリングは断ち切ることが肝心です。

18－2　腹式呼吸で呼吸器官と消化器官が整う

　高齢者特有の朝夕の気温差に由来する咳き込みが腹式呼吸で改善し、コロナ禍でのマスクの着用も苦になりません。歳をとると慢性化する逆流性食道炎や誤嚥性の咳き込みも改善しました。

18－3　注意力

　トレーニングで注意力が維持されるため、不注意によるケガもありません。車の運転時の注意も維持され、より安全運転ができています。

18－4　高齢で衰える記憶力、認知症

　一般的にいわれている高齢で衰えるワーキングメモリ機能、エピソード記憶、展望的記憶を維持、あるいは改善するトレーニングなので効果が期待されます。

　脳梁を通じて右脳と左脳を活発に使えば、認知症になりにくいとの説もあるようです。

18－5　加齢性難聴

　加齢性難聴について、要因が2つ取り上げられています。認知機能の低下から起こる中枢性の変化と、振動を伝える蝸牛の老化に伴う末梢性の変化です。少なくとも、リソース活用トレーニングで注意力と記憶力は維持されるので、中枢性の変化は予防されそうです。

18－6　睡眠

　マインドフルネス瞑想から睡眠に移ると、安心して深い睡眠に入り、起きたときも爽快です。眠れない夜も解消します。

18－7　ソフトアイは目によい影響？

　利き目にかかる負担を一時的に軽減するので、両目、両耳使いはバランスが取れ、良い方向に向かいます。近眼は改善され、以前よりはっきり見えるようになりました。ドキドキオブジェが透けて見えると目の疲れが軽減されます。

18－8　サーカディアンリズム

　朝の光とドキドキオブジェを見て一日をスタートさせます。体内時計がリセットされ規則正しい生活が始まります。朝の散歩、食事、「α君」タイムと計画通りに進行します。展望的記憶がスケジュール管理を支えています。

18－9　発明品

面白い発想が、散歩時や目覚め時に頭に湧いてきます。良いマインドワンダリングです。利き目変更用具α点と学習誘導 LED 装置を組み合せて特許申請する案が浮かび、特許庁へ出願し、特許登録できました。

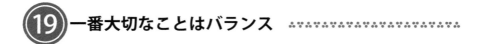

⑲一番大切なことはバランス

医療技術の発展で、たとえば目の病、白内障の手術ができるようになったことは、高齢者の光明になっています。この治療は左右の目を手術するのが一般的で、ぼんやり見えていた視野が一挙にはっきり見えるようになるようです。ただ、手術をしたことで左右のバランスが崩れ、頭痛やめまいが一時的に起きたと親しい人から聞きました。

このような病気の場合、自分でバランスを整えることは容易ではありません。

それに比べ、「α君の学習机」ではどうでしょう、トレーニングをすることで、三つの力（集中力、注意力、イメージ力）へ働きかけ、脳のバランスを自分の意志で整えることが可能なのです。

19－1　集中力（認知脳と社会脳のバランス）

脳には大きく分けて社会脳と認知脳の２つの機能があります。脳全体が使用するエネルギーは一定なので、社会脳と認知脳が使うエネルギーはシーソーの関係にあります。マインドフルネス（瞑想）状態で社会脳がエネルギーを要するときはシーソーの社会脳は下がり、集中して学習しているときは認知脳が下がります。「α君」のトレーニングを行なえば、自分の意志でシーソーのバランスをコントロールできるようになります。

※社会脳と認知脳については本章④（35 ページ）を参照。

19－2　注意力（ワーキングメモリのバランス）

　ワーキングメモリの重要な要素に、視空間的スケッチパッドと音韻ループがあります。それぞれが独立しています。視覚の注意と聴覚の注意、どちらに注意を向けるか判断が必要です。その注意の継続時間も注意の切り替えも決める必要があるのです。バランスが取れないと見たいもの、聴きたいものが見えない、聴こえないとなります。今朝の散歩時、見えない富士山をじっと注視すると、うっすらと見えていることに気づきました。

　注意トレーニングを行なえば、バランスを取り、見たいものが見え、聞きたい音が聞こえるようになります。

　※視空間的スケッチパッドと音韻ループについては本章❶（18 ページ）参照。

19－3　イメージ力（左脳と右脳のバランス）

　右目と左目の機能はなぜかバランスをとらず、二者択一の闘争として現れます。「両眼視野闘争」と名付けられ、左右どちらか一方の目が主として使われ、この利き目で見た像が心に見える像です。つまり、利き目があるため、左右の脳への情報入力が偏っているのです。そこで、両目を使うことでバランスを整えることができないかと考え、この意志を具現化したのが「α君」です。バランスをとることでどのようなことが起こるかは、本章⑯で詳しく触れました。

　※両眼視野闘争については本章⑮ 15-4（75 ページ）参照。

19－4　学習時の覚せい水準と睡眠

　学習時に集中力、注意力、イメージ力の総力が一定の水準に達することを覚せい水準と定義しています。この状態こそ効率よく学習でき、し

かも長時間持続できます。疲れてきたら適度の昼寝や睡眠をとるようにします。休息は記憶をリハーサルする時間帯でもあります。学習と睡眠のバランスが大切です。

19 − 5　セロトニン（共感脳）が心のバランスをとる

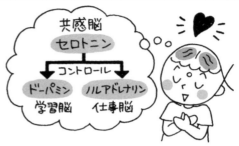

　集中トレーニング時に脳の神経伝達物質セロトニンが産生され、心のバランス（安心）を生み出しています。ドーパミンやノルアドレナリンが過度に分泌されると挫折感やストレスを生み出し、健康にも悪影響します。残念なことに、セロトニンは「貯金」できません。「α君」で毎朝リソース活用トレーニングを行なうことをおすすめします。

19 − 6　適正なバランス・トレーニングで徐々に整える

　脳内のバランスをとることが主眼の「α君」で、約4年間をかけてバランス・トレーニング方法を確立しました。主体はリソース活用トレーニングです。この間、頭痛、目の異常、耳の異常は経験しませんでした。徐々にバランスを整えた結果だと思います。無理なトレーニングは良い結果を生みません。最終目標の開眼学習トレーニングも脳梁を介して右脳と左脳のバランスを取るものです。睡眠のノンレムとレムのバランスも重要です。人生は覚せいと安静の繰り返しのようです。

⑳ 私が「α君」に接してほしい人 ⋯⋯⋯⋯⋯⋯

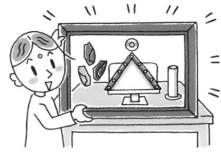

　本章では、立体絵画「α君」を眺めるだけで、皆さんがどのように変化できるか、その可能性について、今まで紹介しました。

　私自身の変化を振り返り、逆にどのような目標を持つ人の机上に「α君」を置いてほしいかを、以下、リストにしました。

1. 学習障害を克服し、新たな世界を目指す人
　APD、ディスクレシアを克服し、未来へ進みたい人。

2. 学習の効率を高め、志望する道に進みたい人
　真面目に長時間、受験勉強しているが、成績が上らず悩む人。

3. 何事にも集中できない。注意力が散漫する人
　集中・注意トレーニングで集中力、注意力を身につけたい人。

4. 自分に起きた出来事を順序立て、話せない人
　弱いイメージ力をイメージトレーニングで強化したい人。

5. 発明、発見を目指したい人
　雲のように湧いてくるアイディアを得たい人。

6. タイパ、リスキリングを目指す人
　自らのリソース（集中力、注意力、イメージ力）を強化し、未来を生きたい人。

7. 将来への希望を創りたい人

　プラス指向へ変革し、人生100年時代を生き抜きたい人。

　以上7種類のリストを作成しましたが、各自の現状（問題意識）と
改善目標は一人一人異なります。拙著『学習に悩める人の救世主「α君
の部屋」』（日本地域社会研究所）の第7章「< α君の部屋 > を使用する
学習者をコーチングでサポートする」に記載したように、モニターをコー
チングでサポートする必要があります。行動計画を立て、一定期間、使
用し、その効果を評価し、次の段階へ移ります。私自身もこの方法で、「α
君の学習机」の効果を検証してきました。

第2章

「α君」で謎を解く
「α君」Q＆A

Q1 ドキドキオブジェの役割は？

学習時の記憶モードを意識なしに思い出せる潜在記憶へスイッチを切り替える役割を果たします。このオブジェがイメージ記憶を可能にしてくれます。

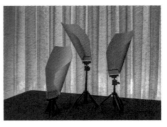

朝日の透視光で覚せいするドキドキオブジェ

1 イメージトレーニング担当

ドキドキオブジェはオーラ色（橙、黄、青）を放ち、かつ錯視立体の特徴をもつ不思議なオブジェです。綺麗な絵画を見るとイメージ力が豊かになることにヒントを得て、私は「α君」全体を絵画に見立てて構成しています。「α君」の左側に位置するドキドキオブジェをボンヤリと眺めることで絵画効果が出てきます。窓際で朝日が当たると覚せい状態になれます。

2 「α君」の左半分が右脳部に相当

「α君」の全体を見た後、椅子の位置をわずかに左にずらし、左半分の画面を意識します。この状態で利き目変更用具α点は左目の像に切り替わります。α点の中核を取り囲む周辺輪の見え方で、切り替わったかどうかを確認できます。

3 潜在記憶へのスイッチの切り替え

左目のイメージモードでいつもの学習を進めてください。何の変化もなしに学習は終了します。学習の内容を憶えたか憶えていないか、その時点で認識することはできません。適度の昼寝や睡眠から目覚めたら復習してください。すると記憶の変化に気づきます。潜在記憶法（イメージ記憶）が身についているのです。

4 覚せい状態とは？

学習において覚せい状態とは、すぐに学習がスイッチオンし、最高レ

ベルの学習へ達し、その学習がイメージ力で自動継続している状態をいいます。言い換えると、集中と注意のエネルギー配分が一定水準を超えて、イメージ力で自動運転へ移行し、それを継続している状態です。良好な覚せい状態であれば、学習時または学習終了時に満足感が得られ、モチベーション向上に繋がります。学習障害を克服する鍵は「覚せい水準」にかかっていると言われます。覚せい水準とは、覚せい状態がどの程度の水準（レベル）にあるかということ。覚せい水準が上がれば学習能力や成果も上がるというわけです。

5　イメージを感じる瞬間

　五感（視、聴、臭、味、触）で感じ取った情報の余韻が残り、思い出す機会が増えます。リソース活用トレーニングを繰り返すことで、イメージ力が徐々に向上します。私の場合、朝の散歩時にイメージ力の向上を感じる機会があります。

Q2　学習誘導 LED 装置の役割は？

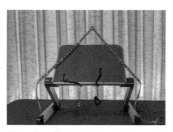

　α点と一体化した正三角形（一辺 45cm）の左右の辺に、LED が点滅する装置です。集中と注意をコントロールする役割を果たします。気持ちよく学習がスタートし、長時間、学習を維持できるようになります。

学習時に集中力と注意力を誘導する LED 装置

1　マインドフルネス（瞑想）

　この装置の仕組みを説明します。まず、三角形の両底辺部から点灯し、上昇約2秒で頂点に達します。頂点で約1秒保持し、今度は点灯しながら下降し、約4秒で底辺に達します。底辺で約1秒保持すると、再び上昇を開始します。これを5回繰り返し1セットとします。

　この装置を使ってマインドフルネスに入る方法を説明します。まず、

装置の前に背筋を伸ばして座ります。目で LED の上昇を追いかけ、息を鼻から一気に吸い込みます。頂点で瞬時休み、今度は LED の下降を追いかけるようにゆっくり息を鼻から吐き出します。これを5回繰り返します。上昇を追いかけ、息を吸うとお腹が膨らみ、下降を追いかけ息を吐き出すとお腹が引っ込むことを確認してください。これで腹式呼吸の完成です。腹式呼吸が集中したリラックス状態へ導きます。

　椅子の背に少し寄りかかり、顎を突き出し、ハードアイでα点にフォーカスし、点灯 LED をソフトアイで見ると、そこはマインドフルネスの入り口です。

2　鋭い注意力

　動物は生存競争に勝つために目と耳を動かし危険を察知できるようにできています。人間も例外ではありませんが、野生の動物に比べ、その感度は低下しています。学習誘導 LED 装置は注意の感度を向上させます。輻輳（寄り目）、開散、注視の眼球運動の注意トレーニングで、目と耳を自分の興味の対象に向けることができるようになります。

3　イメージでバランスを取る

　正三角形の左斜面の動きを左目が追跡し、右斜面の動きを右目が追跡し、α点で交わり、二重に見えている状態を作ります。両目使いで右脳と左脳へ刺激を与えバランスを取っています。右目利きの人は左目を使うことで、イメージ力を強化できます。右脳と左脳の入り口を感じ取ることができます。1と2は脳のエネルギー供給を適正に配分し、3で自動化へ移っていきます。イメージ記憶ができるようになるのです。

Q3 α点の役割は？

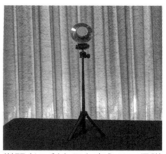

「α君の学習机」の中央トップに位置する利き目変更用具α点の役割を、右利きの人の視点で見ていきます。「α君」は目・耳を右利きから左利きに変身させ、右脳を刺激するオブジェです。そのキーになるのがこのα点です。

学習者の利き目を変える不思議な用具、α点

1　第三の目、松果体をモデル

　松果体は脳の中央に位置し、全体を見渡し、常に俯瞰しています。外界との情報の出入り口の役割を担います。台風と同じ左巻きの螺旋で、下から上へ移動しながら情報の受け渡しをします。α点も全体を把握する力が強く、α点を起点に視野が大きく広がります。瞑想や集中する場合、注視する点になります。

　最大の特徴として、心に見えるα点の像で、右目で見ているか左目で見ているかがわかるのです。コツをつかめば、普段見ている右目ではなく、左目を用いての学習が可能になります。α点は第三の目、すなわち松果体の役割をします。

2　脳梁をモデル

　α点は中央に位置し、仮想の右脳部と左脳部をコントロールする役目を担っています。三角形（学習誘導 LED 装置）と組み合わせると効果を発揮します。

　三角形の左半分の右脳部に注意を向けると、左目、左耳を優位に使うことになり、右脳に多くの刺激が届きます。脳梁を介して無意識脳と意識脳の情報が交換され、頭が良くなっていきます。左脳優位からバランス脳への変革が可能となります。α点は脳梁の役割をします。

3　α点をソフトアイで二重に見る ➡ 左目利きへ変身

　毎日、集中・注意トレーニングとイメージトレーニングを行ないます。その後、ブックスタンドに本を置き、読書する態勢をとります。ハードアイは本にフォーカスし、顎を突き出し、目線をそっと上目遣いでα点にずらします。するとα点はボンヤリ二重に見えるようになります。向かって右の像が左目で見えている像で、左の像が右目で見えている像になります。右の像は右脳へ、左の像は左脳へ映し出されます。これが両目使いの状態です。両眼で右の像を注視しながら、左奥歯にマウスピースを嚙みしめ、右目を瞬きすると、右の像だけが見える状態になります。この状態で左目利きとなり、右脳の扉が開いたことになります。このイメージを頭に浮かべ継続し、学習してください。

Q4　αシリンダーとブックスタンドの役割は？

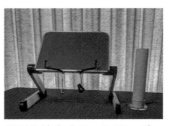

　左脳部を担い、イメージ脳優位な人の言語化を助けることを想定しました。

視野を拡大するαシリンダー（右）とブックスタンド

1　視野の拡大を図る

　「α君」は、黄色ドキドキオブジェ、黄色α点、黄色αシリンダーで三角形を構成し、一画面を認識しやすく工夫がされています。αシリンダーは右端に位置し、右目画面で視野の拡大に寄与しています。

2　「α君」の左脳部を構成

　左脳部を構成するオブジェで、右脳優位の人が左脳を強化するときに重要な要素になります。潜在記憶から顕在記憶への切り替えを助けることを想定しています。ただ、私は右目利きなので、この検証はまだできていません。

3　ブックスタンドの役割

1）物理的に注意を促す

　時代劇で武士の子弟が、論語を読むときに使っている光景が見られます。小学生で音読が苦手な子の特徴として、本を揺らしながら読む子に出会います。注意欠如・多動性の傾向があり、落ち着いて読めないのです。改善策として本をブックスタンドに固定するのは一案です。速音読をするときも効果を発揮します。見ながら発声する「ながら注意」が必要になるのです。

2）学習誘導 LED 装置をセットする

　ブックスタンドに学習誘導 LED 装置をセットすることで、集中・注意・イメージトレーニングに最適な環境を提供できます。この状態で本を置き、読書ができるように設計されています。

3）リソース活用トレーニングから学習へ

　リソース（集中、注意、イメージ）が活用できる状態から、ただちに学習がスタートし、効率の良い状態が継続されます。背筋を伸ばし、目線を上へ保つことが学習のモチベーション向上へつながります。

Q5 「α君」に有効な補助用具は？

　私が今まで使用した補助用具で役に立った物を紹介します。当然、個人差が出ることは承知ください。

1）首サポーター

　姿勢を正して学習するために使用しました。上を向いて音読、腹式呼吸へ誘導してくれ、α点を二重に見ることもできました。

2）手鏡

　顔の表情、女優顔の確認、上唇小帯および舌小帯の伸び具合の確認に使います。重要な使い方として、鏡を机の上に置いて、目線を下へ移し、α点の左目像と右目像を映して両者の違いを認識します。左目像に変化したことを容易に確認できます。

3）マウスピース

　発声を促す上唇小帯用マウスピース、左目を利き目として維持する左奥歯用マウスピースがあります。

4）耳栓と耳輪ゴム

　左耳に注意を向けるために使用した耳栓と耳輪ゴムです。

5）ストップウォッチ

　速音読等のタイムパフォーマンスを測定します。

6）LED ポインタ

　ソフトアイとハードアイの確認に使用、α点を二重にするトレーニングに使いました。

7）椅子用クッション

　学習時の適正な姿勢を維持するために、椅子に各種クッションを使用しました。

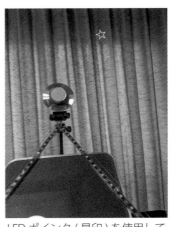

LED ポインタ（星印）を使用して
ソフトアイ（α点二重）を確認

8）目薬

　トレーニングで目の疲労を軽減するために使用、いつも右目から点眼する癖がついています。

9）リップクリーム、のど飴（のど薬）

　発話や痰を切るために使用しました。

10）キッチンペーパーの芯

利き目や両目使いを確認するために使います。

11）電子辞書

わからないことは、すぐに解消します。

Q6　学習前のリソース活用トレーニングは 5分で完了する？

　毎日、「α君」を使って、集中・注意・イメージの順にトレーニングします。リソース活用トレーニングと開眼学習トレーニングを含めても5分で完了します。

1　集中・注意トレーニング

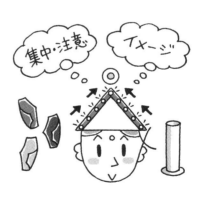

　朝起きると、部屋に朝日を取り入れます。「α君」の前で、全体が一画面になるように座り、全体を眺めます。次に顎を突き出し、背筋を伸ばした姿勢になります。

　目線をブックスタンドの中心部に落とし、学習誘導LED装置のスイッチを入れます。

　顎をある程度固定し、点灯するLEDを目線で下から上へ追いかけます。眼球運動と同期させ、腹式呼吸をします。すなわち目線を下から上へ追いかけながら、同時に息を吸い込むのです。顎を固定すると、眼球運動と腹式呼吸が同期しやすい状態になります。α点まで到達すると、逆に点灯するLEDを目線で上から下へ追いかけます。眼球運動と同期させ、腹式呼吸をします。すなわち目線を上から下へ追いかけながら、同時に息を吐き出すのです。これを5回繰り返します。

これが終わると腹式呼吸は続けながら、α点を瞬きせずに注視します。20秒程度続けてください。これで終了です。リラックスして集中している感覚を味わってください。3セットで所要時間は約3分です。

2　イメージトレーニング

　休まずイメージトレーニングに入ります。LEDは使用しません。1の「集中・注意トレーニング」で点灯するLEDを、目線で下から上へ追いかけ、α点に到達する眼球運動を数回、再現してください。α点がぼんやり二重に見えるようになります。この状態からイメージトレーニングが開始されます。「α君」全体を一画面に入れ、全体を立体絵画と認識してください。絵画鑑賞をする際、絵画左部をぼんやり1分見つめます。可能であれば、二重に見えるα点の右の像を注視しながら、左奥歯にマウスピースを噛みしめ、右目を瞬きすると、右の像だけが見える状態になります。この状態で左目利きとなり、右脳の扉が開いています（開眼）。この状態で絵画鑑賞をする際、絵画左部をぼんやり1分見つめます。所要時間は約2分です。体を少し左に傾けると左目利きの状態が安定します。

3　毎日、合計約5分のトレーニングで目標達成

　毎日、約5分のトレーニングで個人の内なる三大リソース（集中力、注意力、イメージ力）を徐々に成長させることができます。自分自身が、記憶力並びに学習効率の上昇をメタ認識できるのです。モチベーションが向上します。

Q7　聴いて話す、耳と口を一体化する注意トレーニングとは？

　眼球運動で目と耳の注意力を同時に向上させるトレーニングに加え、耳と口の注意力を同時に向上させるトレーニングです。

1　女優顔をする

　発声に長けている女優やアナウンサーを観察すると皆同じ表情をしていることに気がつきます。女優顔です。口を横に引き、上下の歯を見せにっこりと笑っています。鏡を見ながら女優顔を真似するのです。このポーズを取ることで耳と口の一体感が出ます。

2　上唇小帯を伸ばす

　唇の位置を固定するために、上唇小帯があります。手で確認してください。この小帯が発声に関係してきます。この小帯に力を入れると女優顔になり、力を入れた状態で発声すると、どのような発音に対しても対応が容易になります。唇、歯、舌、顎の動きが良くなり、どの発音にも対応が可能となります。ガムで作成したマウスピースで訓練すれば、力の入れ方を把握できます。

　速音読やシャドーイングの資料を使うとその効果を実感できます。

3　舌小帯を伸ばす

　舌小帯は発声時の口の動きと関連します。舌の先を上げる運動を繰り返すと発声が容易になります。鏡を使ってどの程度上がるか確かめることができます。

　舌先を上げて一定時間保持すると、口と両耳がつながり、気持ちの良い状態となります。何となく音読が上手くいかない人に打ってつけです。

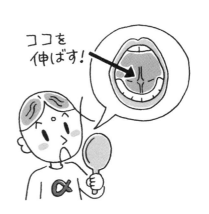

4　教材で注意力の伸長を確認

　シャドーイングの教材で確認します。まず聴き取りができた上でただちに発声する2つのことが要求されます。1〜3のトレーニングを行なうことで、耳と口の連動注意が働き、聴いたままを発声することができるようになるのです。

テレビのニュースでアナウンサーが喋る内容をシャドーイングできれば、日本語の聴き取りと発声は上級者です。ひだを伸ばすことで耳と口が刺激されているのです。

Q8 「α君」で究極のイメージトレーニングができるってホント？

集中・注意トレーニングに続けてイメージトレーニングをします。一般的には、これら一連のトレーニングをリソース活用トレーニングと呼んでいます。

立体絵画「α君」を両目使いで見る、利き目と逆の目で見ることで右脳を刺激することになり、感覚器官からの情報をイメージで受け取ることができるようになります。イメージ処理のスピードと質の高まりを予期せぬ機会に感じることになります。一冊の本に書いてある各種イメージトレーニングを学習前の５分で終了できるのです。

1 両目使いでイメージトレーニング

一画面に立体絵画「α君」を入れ、両目使いになる方法でα点が二重に見えるような状態にします。この状態を維持しながら、立体絵画「α君」の左半分をぼんやり一定時間、眺めます。一定の刺激が右脳と左脳へ届きます。

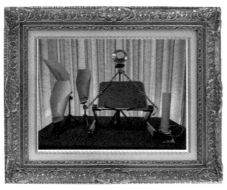
左目利きで絵画をイメージ鑑賞

2 左目を使いイメージトレーニング

一画面に立体絵画「α君」を入れ、左目利きへ変える方法で、α点が左目で見える状態にします。この状態を維持しながら、立体絵画「α君」の左半分をぼんやり一定時間、眺めます。一

定の刺激が右脳へ届きます。

3 予期せぬ機会を得る
1）気持ちイメージ
　根拠のないプラス指向を感じることができます（以前は根拠のないマイナス思考）。

2）視覚イメージ
　思い出す情報が増えます。私の場合、朝の散歩をイメージで振り返ることができるようになった、散歩道に面する車庫が見えてくると車のナンバーを思い出せる、富士山の見える通過点では曇りでも残像で富士山が見える気がする、よく通るドライブ道では事前に急カーブを予測してスピードをコントロールできる、読書の際に読めなかった漢字を辞書で調べたことを思い出し、読めたり書けたりするようになった、など。

3）聴覚イメージ
　今までよく聞き取れなかった音が聞き取れるように変化します。たとえば、英語の音声が英語らしく聴こえる、鳥の声に透明感を感じるようになる、など。

Q9 集中（瞑想）するときの姿勢と学習時の姿勢は同じでいい？

　右脳が働く姿勢で、集中（瞑想）時と学習時の姿勢は同じとなります。前傾姿勢でもよく、リラックス姿勢（映画館の座席）でもどちらでもよいです。右脳が活性する状態、両目使いか左目利き状態を維持することが重要です。

1 坐禅と同じ前傾姿勢
　腹式呼吸に慣れていない人は、少し前傾姿勢のほうが容易に腹式呼吸

に誘導できます。このとき、顎を引くのではなく、突き出す感じにすることが肝要です。

座禅の半眼状態は両目使いの状態です。「α君」ではα点が二重に見えている状態です。

2　映画館の座席の姿勢

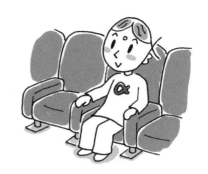

腹式呼吸ができる前提で、少し後ろに寄りかかると、目線が上を向きます。自然に顎が上がる姿勢で左目利きを維持できます。この姿勢は、注意力が散漫になると学習時には眠くなる弱点があります。

3　睡眠は瞑想

睡眠前の状態も瞑想状態に類似しています。枕の形状と位置、顎の突き出し具合にもよりますが、私の場合は、いつも複式呼吸から何も考えずに眠りへ移行しています。多分、深いノンレム睡眠からレム睡眠へ連続的に移り、これを繰り返していると推定されます。レム睡眠では急速眼球運動が起こり、脳が覚せい状態になっています。睡眠中に学習時に働く海馬が同じように働き、学習した情報をリハーサルしているのです。記憶が固定され、朝起きたら思い出しやすい脳に変化しているのです。睡眠前～睡眠導入時に英語のリスニングを短時間行なうと、その効果は想像以上です。

4　首サポーターと夏場の首廻り保冷剤

首サポーターと夏場の首廻り用の保冷剤を使用すると気持ちよく学習が進みます。そのわけは、サポーターによって顎がほどよく上がり、両目利きまたは左目利きを維持できるためです。

Q10 マインドワンダリングの対処法と活かし方は？

　勉強を前に、いろいろなことが頭に浮かんで、なかなかスイッチが入らないことがあります。これはマインドワンダリングといって、思い出そうとする意図がないのに、とりとめのないことが思い浮かぶ現象です。「α君」でトレーニングすれば、勉強したいときにすぐにスタートを切れるようになります。学習効率も高まります。

1　切り替え法とその効果
　学習時の切り替え法をフローで示します。
**社会脳・マインドワンダリング ➡ 社会脳・マインドフルネス瞑想
➡ 認知脳・注意ネットワーク ➡ 認知脳・覚せい・継続**
　エネルギー消費量の高いマインドワンダリング状態から雑念のないマインドフルネス瞑想へ移り、エネルギー水準の低いリラックス状態を保ち、認知脳への切り替えを容易にします。適切な注意にエネルギーを配分し、ワーキングメモリの能力を最大限に引き出すことで学習を継続できます。

◆マインドワンダリング対処法

| マインドワンダリング | ➡ | 集中トレーニング | ➡ | 集中 | ➡ | マインドフルネス |

2　マインドワンダリングの特徴
　意識なしに湧いてくるテーマは、展望的記憶や回想的記憶に結び付く社会脳に関することが多いようです。逆に、朝の起床時や散歩時には、高度な認知脳課題に関し、直感、独創、発明が湧いてくることがあります。

3　マインドワンダリングの活かし方
　学習時には集中を妨げるため、対処が必要とされているマインドワンダリングも、実は不思議な力があります。静かな時間帯に、将来の展望

や創作活動へのヒントを提供してくれるのです。また感性を高める力を有し、その力がクオリアへと導きます。マインドワンダリングのネガティブ部分は対処し、ポジティブ部分を活かしたいものです。

Q 11　リソース活用トレーニングで学習はどのように変化するの？

「α君」の学習誘導 LED 装置を使うトレーニング方法で、学習の質がどのように変化するのか、学習の悩みは解決するのか、自己最高の記憶力と学習効率が得られる過程を追跡します。

1　ステップ I （社会脳、安静）

集中トレーニングで学習開始の準備をします。まず心の安静を確保するのです。

スタートダッシュするには、いったん雑念を脳から消し去り、静から動への働きが必要になります。自分の主体性を取り戻す時間になります。社会脳へエネルギーを配分します。腹式呼吸（鼻→鼻）で気持ちの良い状態を感じ取ります。こうすることで徐々に不安が消え去ります。

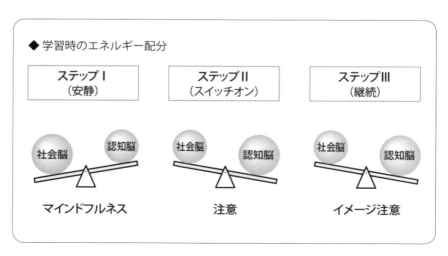

◆ 学習時のエネルギー配分

ステップ I（安静）	ステップ II（スイッチオン）	ステップ III（継続）
社会脳　認知脳	社会脳　認知脳	社会脳　認知脳
マインドフルネス	注意	イメージ注意

2　ステップⅡ（認知脳、スイッチオン）

　注意トレーニングで学習のスイッチが自然に入ります。脳の仕組みで社会脳のエネルギーが認知脳へ流れ込むのです。注意はワーキングメモリ（記憶）を活性化し、記憶力は高まっていきます。当然、モチベーションも向上します。学習したいときにすぐに開始できるのです。

3　ステップⅢ（認知脳・右脳、継続）

　イメージトレーニングで右脳を刺激し、イメージ力を増強します。イメージのすごいところは、志向性と継続性です。目標に近づいていく、継続して近づく力です。実像クオリアがだんだん見えてくるのです。

4　学習の変化

　「α君」の学習誘導 LED 装置でトレーニングをする前は、予定時間がきてもグズグズと学習は開始できません。机に向かったけど、他の気になることを思い出して気が散ります。いざ開始してもすぐに中断してしまいます。時間は経過しますが、実質の学習は進んでいません。知識（長期記憶）への移行もできていないので、思い出しもうまくいきません。テストの結果も芳しくありません。モチベーションも上がりません。負のスパイラルです。

5　「α君」でバランス・トレーニング

　「α君」の学習誘導 LED 装置でのリソース活用トレーニングの終了と同時に学習を開始できます。予定通りの学習が集中して進行し、覚せいにより、学習の継続が可能となります。記憶力も良くなり、学習効率が良くなります。テストの結果も良好で、プラスのスパイラルになります。左目、左耳が使えるようになると、潜在記憶（暗唱）が可能となり、学習が楽しくなります。

Q 12　ワーキングメモリを「ながら」で使う最強記憶力を得るには？

　視空間的スケッチパッドと音韻ループは独立して機能します。両方を「ながら」で効率よく使えれば、学習は非常に楽になります。混乱から「ながら」へ変化します。教科書を見ながら先生の講義を聴く、英文を見ながらその音声を聴く場合を想定して説明します。

1　学習スタイルの視覚系と聴覚系
　授業中、黒板を見ながらノートを取ることが得意な人がいます。ノートを見るとすべてを理解しているかのようです。先生の話の聴き取りがおろそかになり、十分に理解できていない事例に出会います。もう一つの事例が英語です。リスニングでは、聴き取れる、聴き取れないは別にして、集中できるのに、英文を読みながらのリスニングでは、混乱が起こるケースです。どのように改善すればよいでしょうか。

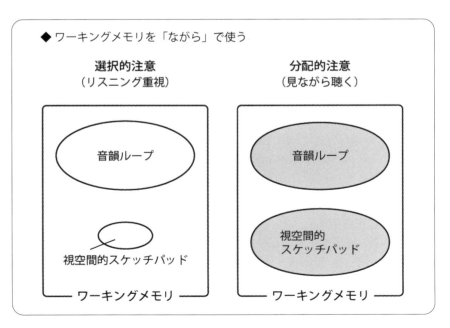

2　選択的注意と分配的注意

視空間的スケッチパッドと音韻ループのどちらかに重点を置き、注意を向けるのが選別的注意です。両方に注意を分配できるのが、分配的注意です。学習スタイルが偏っている場合、選択的に注意する傾向があります。私の場合は、聴覚系に偏りがあり、分配的注意は不得意です。ノートもキーワードのみを書き、キーワードから聴いた知識を思い出すスタイルです。学習スタイルが分散している人は分配的注意が得意な可能性があります。

3　継次処理と同時処理

物事を処理する場合、段階的に処理する継次タイプと、全体を踏まえて処理する同時タイプがあります。継次処理では、注意を選択し順に処理していきます。同時処理では、分配的な注意で全体を処理する傾向にあります。左脳優位の人は継次的処理の傾向が強く、右脳優位の人は同時処理の傾向があります。

4　分配的注意を強くして「ながら」に変身

左脳優位な私は、左目、左耳を使うトレーニングで、右脳を活用できるようになりました。こうして分配的な注意が鍛えられ、英文を見ながら、同時に音声を聴く「ながら」で英語学習が抵抗なく可能となり、学習効率が倍増しました。

Q 13　ワーキングメモリの容量改善を簡単に確認できる？

一定期間、同じ教材を用いることで、どの程度ワーキングメモリの容量が増加したか確認することができます。以下に例示します。

1　「速音読」で視空間的スケッチパッドの容量改善を確認する

視野が広がり、眼球運動が良くなると、速読が可能になります。速音

読の教材は、1分以内で音読をし、集中および注意ができるとすらすらと読め、自分でその内容をどの程度、把握できているか評価できるので便利です。

　視野の範囲、眼球運動、集中と注意、すらすら度、内容把握、所要時間を自分で客観的に評価するメタ認知評価を行ないます。これから音読する部分のどの範囲を一瞬で、先行して記憶できるかが自分の容量改善へつながります。

　何回もリハーサルを行なうと部分的に暗唱可能な箇所が増え、より高度の速音読が可能になります。

2　「朗読をシャドーイング」し、音韻ループの容量改善を確認する

　私は、ユーチューブの窪田等さん朗読の「ごんぎつね」でシャドーイングします。初めは慣れずに戸惑いますが、自分のリソース（集中、注意、イメージ）を活用できるようになると徐々にできるようになります。聴いた言葉を一定の間、記憶しておく能力（リテンション能力）が高まっていくのです。

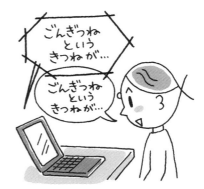

3　視空間的スケッチパッドと音韻ループの独立を確認する

　普通は、朗読を聴きながらシャドーイングしたほうが、ただ文字を追うだけのシャドーイングより記憶に残ると考えますが、そうとは言いきれません。右目・右耳利きの私の場合は、むしろ視空間的スケッチパッドと音韻ループが混乱し、相乗効果が得られません。英語学習においても、テキストの英文を見ながら聴くと、そのときは何となく理解できた感覚でも、結果は記憶できていないのです。

　いきなり「ながら」が難しい人は、2で説明したとおり、記憶しておく能力が高まったことを実感しつつ、不明な箇所を文で確認する方法がよいと思います。視空間的スケッチパッドと音韻ループは長期記憶につながるように使い分けしてください。左目・左耳利きの場合は、どうな

るか検証中です。多分、相乗効果で学習効率がよくなると想定されます。

Q 14 耳の注意力と利き耳は関係がある？

　目は利き目の像しか心に写らず、利き目と逆の目の働き方が大きく異なります。耳の場合はどうでしょうか？

　人間は耳が退化して大きく動かすことはできません。利き耳を特定できても両耳使いの可能性が高いと思われます。私の場合、右目・右耳利きの判定ですが、ここでは、「右目利きの人が左目を活用する目的で行なう訓練法は、右耳利きの人が左耳を活用する目的で行なう訓練法と共通性がある」との仮説を立て進めていきます。

1　利き耳の確かめ方
　①電話をどちらの耳で聴きますか？　②パソコンの蓋を閉め、電源が入っていることを確かめるとき、どちらの耳を当てますか？　③かすかな音を聴きたいとき、どちらの耳に手のひらを添えますか？　この問いの答えがあなたの利き耳です。

2　耳の注意トレーニング（ウー・イー耳運動）
　耳に注意を向けるトレーニングです。まず眼球運動に合わせて輻輳時にウーと口を突き出し、発声します。続けて、開散時に口を横に引きイーと発声します。耳も最大限動きます。口と鼻と耳に一体感が広がります。

3　英語のリスニング
　「α君」の左半分の右脳部を意識して、左目利き、左耳利きへ切り替えます。

　英語は右脳の潜在記憶を活用して無意識の下で知識化します。これに慣れてくると英語が英語に聴こえ、英語脳になります。英語習得のルー

ルに「一つのダイアログを100回音読
すると憶える」というものがあります。
一見、大変に思われますが、シャドーイ
ングを中心に回数を数えると意外と早く
達成できます。

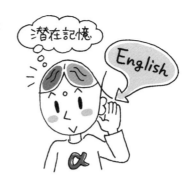

　日本語の速聴も同じ方法で鍛えます。

4　左耳の注意を継続

　左耳の注意を継続する助けをするのが奥歯です。左奥歯にマウスピー
スをはさみながらリスニングをします。明らかに左耳に注意が集まり
ます。

5　究極の音源の位置

　左手で音源を持ち、左耳の真下に維持すると、左耳で聴いている感覚
になります。

　一番聴き取りやすい位置になります。

Q 15 音読・暗唱記憶法って何？

　「α君」を使って、音読することで効率よく記憶（暗唱）できる方法です。
手順に従い、試してください。従来の方法と異なる効果を実感できます。

　まずリソース活用トレーニングを行ないます。その後、両目使い、ま
たは利き目を左目へ変えて開眼学習
を行ないます。

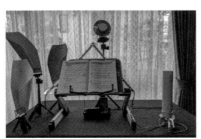

α点で左目利きとなり、
音読・暗唱

1　両目使い、
　　または左目利きへ変化

　トレーニングの終盤、座る位置を左へ 5 〜 20cm ずらします。ブックスタンドも同じ距離だけ左へずらします。教材をブックスタンドに置きます。顎を少し前に突き出し、顔は動かさず、ブックスタンドから目線のみをα点へ移します。二重に見えれば両目使いになっています。この状態でα点を見ながら右目を数回瞬きます。向かって右のα点像のみが残れば、左目利きに切り替わりました。

2　音読から暗唱へ

　左目利きに変化した状態で音読します。音読箇所が左目の正面になるように教材をブックスタンドへセットします。左目の視野へ入れる意識が大切です。何回か音読を繰り返します。憶えたい文章へ向けている視線を、徐々にα点へ移していきます。α点に向かって（文章は見えていない状態）暗唱します。これを数回繰り返します。

　ときどき右目を瞬き、左目で見ていることをα点で確認してください。

3　右脳への刺激

　使い慣れない左目を使うので、いつもと何か違う感覚を味わいます。左目に少し疲れを感じます。これが脳梁を介して右脳が開いた感覚です。このイメージが出るようになると開眼です。

4　初めは短文から開始し、慣れたら長文に

　最初は短文から開始し、慣れたら長文へ、さらに複数文へと広げてください。

5　日本語でも英語でも同じ手順で実施

　音読から暗唱へ移る効率の良い記憶法です。慣れるまでに少し時間がかかりますが、日本語でも英語でも同じ手順でやってみましょう。

6　暗唱の効果は、必ず寝起きに確認

　暗記と異なり、この音読・暗唱記憶法は学習後、ただちに記憶を確かめることはできません。あるとき、ふっと思い出す特徴があります。昼寝や睡眠から目覚めたときに確認してみましょう。毎日、音読・暗唱記憶法を繰り返すことで、右脳が必ず反応します。

Q 16 社会科と英語の学習で記憶法は異なる？

　社会科は一般常識の意味記憶に近く、英語は自転車の乗り方の手続き記憶に近く、まったく異なる記憶法になります。暗記と暗唱の違いです。

1　意味記憶（社会科）

　「日本の首都は東京である」のような記憶を意味記憶といいます。教科書に書いてある内容は意味記憶です。意味記憶は意識でき、言葉や説明ができるので顕在記憶ともいいます。「ちょっと待って……」と言いながら頭を整理すれば思い出せる記憶です。

2　手続き記憶（英語）

　ここでは、自転車に乗ることや日本語を話すことを想定します。一回その技能を習得すると思い出そうとする意識のない潜在記憶が自然に処理をします。

　手続き記憶は小さいとき（小学４年生まで）にチャレンジすると容易

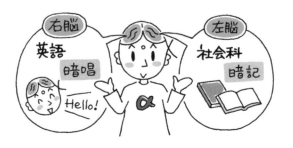

に習得できるといわれています。大人になってから、また高齢になってからの英語学習は無理なのでしょうか？

3　潜在記憶（無意識脳・右脳の登場）

　自転車に乗るときは、乗れたときの感覚、体重の掛け方、足の運動のタイミングを身体が感覚で覚えているのです。意識なしに思い出して自転車に乗っています。

　自転車は運動が中心ですが、認知活動が中心の英語も同じことがいえます。

　社会科の記憶法から、右脳（無意識脳）を使う方法に切りかえる必要があります。

4　左目と左耳で右脳を刺激する

　右目が利き目の75％の日本人は英語学習が苦手と推定されます。従来の社会科の学習法になってしまうからです。右脳を活発にするとイメージ（潜在記憶の素）が豊かになり、思い出そうと意識しなくても、英語のフレーズが湧いてきます。日本語も実はその方法で会話しています。

5　英語を聴いたときの変化

　左目と左耳で右脳を刺激する学習を継続すると、英語の聴き取りが、継次処理（聴こえてくる語句を順に処理しようとする）から同時処理（全体を英語として処理しようとする）へ変容し、スピードにも対応可能となっていきます。

　意味が十分にわからなくても、英語を聴いている感覚になります。

6　顕在記憶から潜在記憶への変化

　顕在記憶から潜在記憶への変化を確認する方法があります。社会科の学習では学習が終了し、ただちにどの程度、記憶したか確認できます。潜在記憶型では、学習が終わり、睡眠し睡眠中に整理された潜在記憶を次の日の朝確認します。音読やリスニングでその変化に気づきます。無意識のうちに憶えているのです。

Q 17 忘却を防ぐ方法は？

　ワーキングメモリの主たる機能は
認知（記憶）することです。半面、
忘却が進みバランスを取っていま
す。容量を超える情報、不必要と選
択された情報、使わない情報・知識
は忘却されます。左脳（言語脳）は
容量があるので、忘却が必要なので
す。時間とともに忘却は進みます。

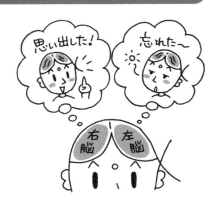

1　忘却が不得意な右脳と仲良し

　記憶に関し、曖昧な感覚があります。憶えているような、また忘れた
ような感覚です。このような場合、暗記した事項はなかなか思い出せま
せん。他方、暗唱した記憶はふっと思い出します。右脳は思い出す、左
脳は忘却するようです。

2　大事なことは復習する（リハーサル効果）

　睡眠しているときに、脳は、記憶のリハーサルをしています。これが
記憶の定着に大きな役目を果たしています。同じように、忘れたくない
ことは、定期的にリハーサルすればよいのです。このとき、イメージ感
覚を情報に付加する癖をつけると、思い出し率が大幅に向上します。暗
唱も同じで、何度も繰り返しリハーサルし、イメージ感覚を情報に付加
して記憶します。

3　展望的記憶を鍛える

　私が今、重視している記憶の種類は「展望的記憶」です。第1章の
6-2（44ページ）で少し触れましたが、これから先の未来の予定を
覚えておく記憶のことです。いつ、どこで、何をするか、その日までに

116

何を準備すべきかなど、予定日が近づくと気になるものですが、この記憶を鍛えておけば、その日までにやるべきことを記したメモを見なくても思い出すことができます。私的には展望的記憶を鍛えれば、認知症になってもその進行を遅らせることができると思っています。

4　残像と余韻で忘却を防ぐ

「α君の学習机」でイメージ力が豊かになれば、残像と余韻も一定時間保持することができるようになります。気になる情報があれば繰り返しリハーサルして忘却を防ぎましょう。

5　高齢者でも脳細胞を鍛錬できる

脳細胞は体の細胞の中で最も鍛錬しやすい細胞といわれています。高齢になっても学習することで頭が活性化されます。インプットして獲得した知識をアウトプットし、発表する。――私は今まさに、アウトプットのために執筆活動を続けています。

Q 18 両目使いになる方法、利き目を変える方法は？

「α君」を使うことで、両目使いになった瞬間を経由して利き目を変えた瞬間を実感できます。徐々に右利きの人が右脳と仲良しになっていきます。

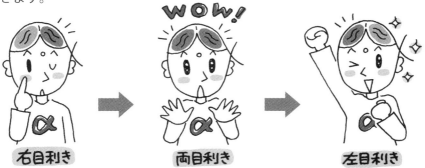

1　利き目を確かめる方法（右目が利き目の場合）

　キッチンペーパーの芯を準備してください。部屋の壁に掛かっている時計から３ｍ程度離れ、正面を向いて両手で芯を支え、円の中に時計を入れます。その状態で左目を閉じます。円の中の時計は動きません。次に右目を閉じます。円の中の時計はなくなります。このように、利き目を閉じた場合、私たちの心の中の視覚像は、利き目から来た視覚像からもう一方の目から来た視覚像に変わります。

　両目使いに変わってきた状態で、利き目をこの方法で確かめると、キッチンペーパーの芯の円が２つに見え、利き目の判定が上手くできません。両目を使っているのです。

2　両目使いになった瞬間

　まず、ブックスタンドの中央部へ視線を向けます。次に顎を前に突き出し、ブックスタンドの中央部へ向けている顔の位置は変えずに、視線のみを、徐々にα点へ移していきます。移した後、数回両目で瞬きをします。するとα点が二重に見えるようになります。これが両目使いになった瞬間です。毎日繰り返すことで簡単に二重に見えるようになります。顎の突き出しが不得意の人は首サポーターを使用して練習してください。ドキドキオブジェは、ぼんやり大きく見えています。

3　利き目を変える方法（例：左目利きへ）

　両目使いの二重に見えている状態からスタートします。両眼で右の像を注視しながら、右目を数回、瞬きすると二重に見えていた像のうち、右の像だけ見える状態になります。利き目が右から左に切り替わった瞬間です。この状態が維持できるようにしてください。首サポーターを使ったり左奥歯にマウスピースを噛んだりすることで維持が容易になります。

4　左目利きのイメージを保ち、学習を継続

　α点で確かめなくても、イメージの維持で左目利きの状態で学習が進

行します。

　ときどき、α点で両目使いあるいは左目利きを確認するとよいでしょう。普段の生活は無意識のうちに右利きあるいは両目使いになっているので支障はありません。

Q 19 右目利きが左目利きになると世界が変わる？

　右目利きの人が左目利きになると、どのようなことが体験できるのでしょうか？　私の実体験ですが、とにかく世界が変わります。不得意だったことができる気がします。

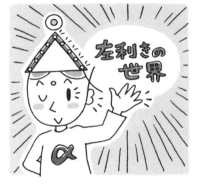

1　左利きのすごい特徴
1）右脳発達
　右脳から出た命令は左半分の筋肉を
動かします。つまり左手をよく使うと右脳が活性化し発達するのです。左利きは左脳をいつも動かしていないので6歳を過ぎる頃からの左脳優位への移行が遅れ、言葉を使いにくいことがあります。

2）大器晩成型
　成長とともに右手を使う機会が増え、左脳が活性化する機会が増え、時を経て、バランスが抜群の状態を迎えるので、大器晩成といわれます。

3）独創的
　右利きは右側に注意を払います。左利きは左側に注意を払います。左利きは同じ場所にいたとしても右利きとは違う方向を向いて違う感覚を覚えているのです。

4）イメージ記憶

　目でとらえた情報をイメージで記憶することができます。左利きがイメージ記憶を存分に活用するためには情報を左脳に移して言語化する必要があります。

5）直感・ひらめき

　イメージ記憶で五感をフルに活用した巨大データベースから答えを引き出す直感に優れているのです。選択肢が多く、ひらめきにもつながります。

6）脳梁を使う思考

　左利きは利き手で右脳を活性化すると同時に、言語情報の処理を行なう左脳も絶え間なく使うため、右脳と左脳を繋ぐ神経線維の太い束「脳梁」も頻繁に使われます。脳梁を介して両方を頻繁に行き来するわけです。左右どちらにも偏らないバランス脳ですが、左右の連絡が少し遠回りをする感があります。

2　左目利きになると学習で何が変わるか？

　イメージ記憶と「脳梁を使う思考」を体感できます。寝起きに復習をすると就寝前に学習したことをふっと思い出します。不思議です。そして脳梁を介して右脳と左脳のバランスを感じ取ることができます。「α君」でトレーニングを続ければ、さらにα空間が広がり、右目利きのままでは体験できなかったことを体験できそうで楽しみです。

Q 20　「α君」で開眼を確認した後、学習時の気持ちと心に変化はある？

1　机の前に座ると何が？

　朝起きて、「α君」の前に座り、いつもどおり、リソース活用トレーニングを丁寧に行ないます。イメージトレーニングが終了に近づいたら

左右視野に注目します。中央に左右の情報がオーバーラップしている部分（α点）を注視します。リソース活用トレーニングを継続すると、この部分（α点）が二重に見えます。これが両目使いになった状態です。右目を瞬き左目のクオリア像を見ると徐々に二重が解消され、一重になります。左目の像になり、開眼状態となります。この

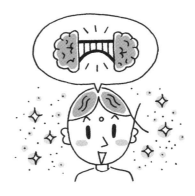

状態で音韻ループや視空間スケッチパッドを使い学習します。右脳への刺激が増えバランスが取れてきます。左脳と右脳のポールブリッジング（右脳と左脳の架け橋）が起きたのです。こうして初めて学習時に右脳が使える環境が整い、新鮮な安心感が味わえるのです。良い気持ちになったところで学習を継続させます。

2　学習時の余韻（影の声）

　いつもと同じように、読む、聴く、書く、話す行動で学習を進めます。しかしその間、何かが違います。学習中に余韻を感じるのです。表現が難しいのですが、気になるところがぼんやりと頭に広がります。「この部分は追加で調べておいてください」と影の声が何カ所か途中で聴こえてきます。忘れずにそれを調べて学習が終了しますが、特別に何かを記憶した意識はありません。

3　学習の後

　左目学習の後にテレビを見ます。いつもより色彩が綺麗に見えます。クオリア（質感）が変化しています。情報伝達に何らかの変化があるのでしょうか？

4　睡眠後の復習

　いつもと同じ、睡眠後の復習を始めます。学習時に感じていた余韻から、いろいろなことを思い出します。結果として、以前は忘れ去ったこ

とが、頭の片隅に残って記憶していることに気づきます。ここでも影の声に応えます。このように、右脳の支えで、効率よく学習が進行した満足感が広がります。

5　モチベーション（やる気）が向上し、学習が加速

　右脳を使うことで目標への志向性が増加します。学習の習慣化で日々ワーキングメモリの処理容量が増えていきます。出来る人への変身が始まります。プラス指向になれるのです。

Q 21　利き目・利き耳が英語学習へ与える影響は？

　右脳は自動化機能があり、限られたエネルギーで処理能力を最大にすることができます。左脳と組み合わせ、上手に使えば、経験したことがないほどの成果を手に入れることができます。シャドーイングのスキルを例にとり、右目利きとの差を挙げてみます。

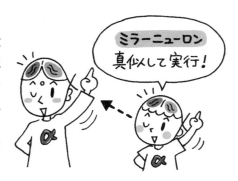

1　シャドーイングとは

　言語学習のスタートは赤ちゃんのとき。赤ちゃんが母親の発話を聞き、意味はわからないがすぐに真似をして発声します。人のミラーニューロン（第3章 α君の心理用語解説 145 ページ参照）が働いています。これは真似する機能の神経細胞です。英語学習ではこの方法をシャドーイングといい、これができないと英語学習は苦労します。

　私を例にすると、右目利きのためシャドーイングが苦手で、できないと決めつけていました。文全体を発声するリピーティングも文の後半を忘れてしまい上手くいきません。

　今回は日本語でシャドーイングを練習し、その後、英語で練習し、少しずつ上達しました。

2　右目・右耳利きの人はシャドーイングが不得意？

　右目・右耳利きの人はシャドーイングが不得意です。私の場合、憶えようとする意識が強く、追いつけなくなります。不思議なことに、左目利き、左耳利きになり、真似をしようとすると上手くいきます。

3　普通速でシャドーイング

　最初は普通速でシャドーイングをします。聴き取れない部分があっても気にしません。回数で勝負します。英語が口をついて出てくるようにするには 100 回の発声が必要といわれています。同じ箇所が聴き取れない、同じ箇所が発声できない場合、「その部分の英文を確認、発音を確認、電子辞書で検索」という陰の声が聞こえてきます。

　確認ができたらシャドウイングを再開し、さらに繰り返します。

4　倍速へ挑戦

　普通速ができたら、倍速へ挑戦します。倍速の場合、聴き取れても発話が追いつきません。黙シャドーイングになります。聞こえる文も予想しながら聴き取っています。暗唱しているのです。

5　3〜4倍速へ挑戦

　英語の全体リズムを感じ取り、聴き取れているのは、一部分です。前後を予想し、連想することが重要です。右脳はスピードや連想が可能です。左脳とバランスが取れれば、一定の聴き取りが可能となります。

　4 倍速への挑戦は、最初は「ピー・シュー」の摩擦音から、回を重ねるうちに英語音へと変化していきます。

Q22 小学生に戻って英語を習得する方法は？

　日本の英語教育は2つの問題があるといわれています。1つは脳の学習限界年齢が8〜13歳ということ、2つ目は学習方法です。解決策はあるのでしょうか？

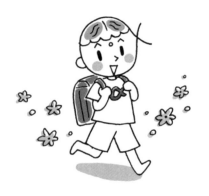

1　「α君」で右脳が使える環境

　小さい子どもの脳は、右脳優位でイメージ記憶に適しています。右脳を刺激する方法としてわかりやすいのは、学習時に左利きになることです。学習時に左手を使うことは困難ですが、「α君」が提供する右脳が使える環境で、左目、左耳を使い学習しましょう。

2　英語学習方法

　英語学習は、社会科のように文字から入る教育ではなく、音から学ぶ教育です。

　英語の学習方法は音声言語の訓練を優先し、補足として文字言語へ入ります。音声言語の訓練で必須の技術がシャドーイングです。同じダイアログのシャドーイングを繰り返すと音韻ループのリテンション能力（英文を一定の間、記憶しておく能力）が高まり、スピードの速いダイアログへの対応も可能となります。シャドーイングをしながら潜在的に記憶しているのです。発声が追いつかない音声は黙シャドーイングで対応します。

3　語学学習に必須な予想（連想）

　語学学習においては、今どのような話題を会話しており、次に発する会話の内容を状況から判断し、予想しているので聴き取れるのです。社

会科の学習とは、まったく異なります。そのため語学学習には知識と知識を結び付ける能力が必要です。

4　英語は暗記学科か？

暗記とはじっくり思い出すことで、英語の場合、瞬時に過去にシャドーイングした知識が湧いて出てくるのです。暗唱しているのです。手続き記憶といわれるゆえんです。左目、左耳に注意を向けることで、湧き出る語学の知識を習得できます。暗記中心では、英語脳にはなれません。私は何十年もこれで失敗しました。

5　聴き流し学習法

英語の聴き流し勉強法の中には「聴き流すだけで英語が話せるようになります」といううたい文句がありますが、本当でしょうか？　多分、日本人全体の約25％いる左目利きの人で、シャドーイングのスキルをもつ人にとっては最高の教材となるでしょう。それ以外の人は苦戦が予想されます。私の体験では英語の得意な人は、左目利きの人が多いです。データから日本人は明らかに語学が不得意な民族です。努力不足ではなく、ただ単に左目利きの比率が低いのかもしれません。

Q 23 究極のリスニング・シャドーイング（英語）とは？

1　右脳の扉を開く

まずリソース活用トレーニングを行ないます。その後、両眼で右の像を注視しながら、左奥歯にマウスピースを噛みしめ、右目を瞬きすると、右の像だけが見える状態になります。この状態で左目利きとなり、右脳の扉が開いています。このイメージを頭に浮かべ継続し、学習を始めます。

2　一画面の左部分

学習中に、一画面の左部分、ドキドキオブジェとα点、それにつながる

学習誘導LED装置の三角形左辺に注意を向けます。色彩、形状、光具合をソフトアイでぼんやり眺めることで、左目視野が右脳に刺激を与えます。

3　音源を三角形左辺延長に設置

　音源をα点から左耳を経由してその延長線にある位置に設置し、顎を突き出し、背もたれに寄りかかり、リラックス姿勢になります。後ろに設置するのも一案です。

4　上唇小帯と舌小帯を伸ばす

　上唇小帯と舌小帯を伸ばし、耳と口の連携をよくし、聴き取りながら話すとタイパ（タイムパフォーマンス）は最高になります。

5　バイノーラル録音（臨場感の録音法）

　早く英語脳へ変える方法にバイノーラル録音（第1章 ⑭ 14-4 ＜ 73ページ＞参照）を使い、原則イヤフォンで聴く教材があります。1の「右脳の扉を開く」状態で、久しぶりにこの教材をイヤフォンで聴いてみると、頭のまわりを音声がクルクル廻り頭を刺激します。

　通常の音源でも、イメージで左耳の周りを音声が螺旋状に廻るように聞くこともできます。「α君」でイメージ力が付くと、いろいろなことができるようになります。

6　ポインタ・注意で4倍速へ挑戦

　説明が少し難しいのですが、超速に挑むときに重要な役割を果たすのが「ポインタ」（情報の入り口）です。私の場合、左目の裏方向の後頭部、左耳寄り部分に位置すると想定しています。そこに注意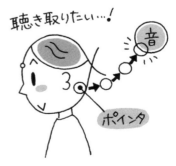するとポインタが音を迎えに行き、瞬時に音と音とが重なり合う感じになります。連想した漠然とした音がリアルな音へ志向していきます。4倍速へ対抗できる注意です。「聴き取りたい」という強い志向性があるので、志向性注意とも呼んでいます。

Q 24 英会話のこだわりの教材は？

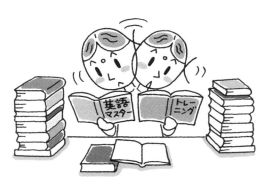

　私の場合、何十年も学習を継続しているので、「この教材だけは絶対にマスターしたい」とのこだわりがあります。ここでは、私が左目の開眼学習法でこだわった教材について紹介します。

　［悟ったこと］：英語は暗記できないので暗唱しましょう！

1）右脳で速学できる！超・英語ドリル　七田眞　PHP 研究所

　400 の短文をノーマル、２倍速、４倍速の音声を聴き、英語学習をする教材です。イメージ脳を使って英語を憶えるノウハウが記載されていますが、習得には至らず、２倍速、４倍速にはついていけませんでした。左目開眼後は高速学習が可能になり、４倍速の音声が雑音から英語へ変化しました。

2）トップダウン式ニュース英語のリスニング　森田勝之　DHC

　「ニュース英語を聴いて理解できるように」と創られた教材です。48 本のニュースが High と Low のスピードで収録されています。スピードが速く、ついていくのが困難な状況が続きました。しかし、開眼後はほぼ聴き取れるようになり、シャドーイングも可能となりました。

3）つぶやき英語で自分のことがどんどん話せるようになる
　清水建二　ホセ・バラガン・ボスエル　総合法令出版

　日常生活の中で、英語でつぶやく場面を想定した教材で、スピーキングとリスニングの力をつける教材です。38 場面でノーマルと２倍速の

音声で学習します。2倍速での聴き取りは課題でしたが、開眼後は解消され、今では2倍速も苦になりません。

4）ストーリーで学ぶ英語リスニング　森田勝之　DHC

　海外ドラマを想定した小児科医のストーリーで16話から成り立っています。英語の音変化や音律を感じるトレーニングが1話ごとについており、優れた教材です。場面を想定しながら聴き取ることができます。

5）英語は逆から学べ　英会話トレーニング編
　　苫米地英人　フォレスト出版

　特殊な録音（ダブルバイノーラル）が施され、イヤフォンで聴くと臨場感を味わえると謳っている教材です。今まではこの教材の良さに気づくこともなく、「英語脳」英語ネットワークの意味も理解できませんでした。左目が使えるようになり、この教材をイヤフォンで試しました。頭を螺旋状に音が移動し、覚せいしながら、学習できる教材と気づきました。覚せいにより音韻ループの注意力を最大限引き出せる教材です。

Q 25 自分の利き手、利き目、利き耳を意識している？

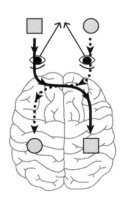

　私は目、耳、手など、すべて右利きと認識しています。一般的に、右利きの場合、左脳を使う比率が高く、逆に左利きの場合、右脳を使う比率が高くなるといわれています。

　偏りが出るのはよくないので、できれば両利きでバランスがとれれば一番良いのでしょう。あえて劣位側（利きと逆）を意識的に機能させることで、不注意による見落としを防ぐことができそうです。

1）利き手

　子どものときから意識なしに使っているので、右利きか左利きか皆さんわかっていると思います。中には両利きの人もいるでしょう。運動選手が逆の動きを入れた練習をし、成果を上げた話をよく聞きます。私が普通の生活の中で右手の替わりに左手を使うことは容易ではありません。左手の親指と人差し指を細かく動かす癖をつけると左手使いの感覚になります。

2）利き目

　目は感覚器官で唯一動きを伴う器官で学習時に大きな役割をします。両眼視野闘争を通じて、利き目からの視覚像だけが、見えるものになり、もう一方の目からの視覚像は見えないものになります。「α君」では、この見えないはずの像がα点を介して見えるのです。この見えないはずの像を見ることで、三次元の奥行きを感じることができます。毎朝の散歩でたまに見える富士山が違った質感（クオリア）で見えるのです。注意の制御が変化したのでしょうか？

3）利き耳

　利き耳と逆の左耳をあえて意識することで、APD（聞こえているが聴き取れない）状態を緩和する体感ができます。英語学習の速聴にチャレンジしたときに気づきました。注意の制御の変化がワーキングメモリー（音韻ループ）の容量増へ寄与しているようです。

4）利き目の確認法

　Q 18「両目使いになる方法、利き目を変える方法は？」の「1 利き目を確かめる方法」（118 ページ）を参照ください。

5）利き耳の確認法

　Q 14「耳の注意力と利き耳は関係ある？」の「1 利き耳の確かめ方」（111 ページ）を参照ください。

Q 26 勉強ができて健康な子どもを育てる方法は？

　三大リソース（集中、注意、イメージ）のバランスの取れた子どもに育てましょう。学ぶ力を身につけさせる工夫が大切です。

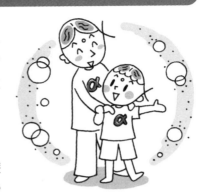

1　両手使いをすすめます

　小学校低学年までは、両手を使う遊びが好ましいでしょう。左手を自由かつ積極的に使わせます。早い時期から右手使いに無理に修正しないで、右脳と左脳のバランスがよくなる両手使いの時期を、可能な限り引き延ばしてください。

2　腹式呼吸に誘導する姿勢で学習

　学習時の姿勢を正します。ブックスタンドを使用すると効果があります。姿勢や表情がこころを変えます。

　1）目線が下から上へ変化し、元気がでます。
　2）背筋を伸ばし、顎が少し前に出る姿勢で腹式呼吸へ誘導します。
　　　呼吸が安定すると発話が安定し、読みが改善します。
　3）口は女優顔で横に引き、少し空いた状態、笑顔で楽しく学習できます。
　4）ブックスタンドで本が固定され、自然に注意力が鍛えられます。
　　　音読の不得意な子は本を動かしながら読む癖があり、行飛ばしや
　　　二度読みがよく起こります。ブックスタンドが注意力をつけているのです。

3　綺麗な絵画や景色を見つめる多くの機会をつくる

　綺麗な絵画や景色をぼんやり半眼で見ると右脳が働き、脳のバランス

をとることができます。

4　長時間の過剰な覚せい状態は避ける

　動画やゲームを長時間続けると、過剰な覚せい状態も長く続くことになります。結果、集中力や注意力が欠如することになります。

5　ゼロポイントへ戻る

　一日のうちの短時間でも、音のない、動きのない視野で、一定の落ち着いたひとときを過ごします。睡眠と同様で、起きているときにもノンレム時間（脳の休息時間）が必要です。

Q27 「α君」から見る流行り言葉「タイパ」と「リスキリング人材」とは？

　日本の弱点は生産性が低いことにあります。生産性の高い人材を育成する必要があります。この点でタイパ人材＋リスキリング人材に期待が集まっています。

1　タイパ（タイムパフォーマンス）人材

　タイパとは、かけた時間に対して、どれくらいの効果や価値があったかを示す時間対効果のことです。近年は共働き世帯で足りない時間をどのように工夫して捻出し、自分の時間を確保するかがテーマとなり、流行語になったようです。まずはタイパ人材になるための準備が必要です。ここでは三つの要素を取り上げてみました。

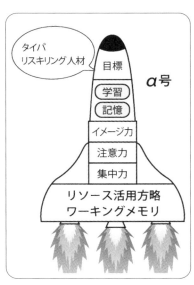

1） 展望的に優れている人

これから起こる事柄に対し、いかに時間の浮く策を打つことができるか？　夕食は家で食べるとして、献立と材料準備と調理でいかにタイムパフォーマンスを出すか、「ふっとアイディアが出てくる」人材になる必要があります。

2） 倍速を楽しみ、スピードについていける人

見る、聴くを、倍速で楽しめる人は、それほど多くはありません。満足度を無視すると本当は楽しめないのです。スピードに対する感度をよくしてから楽しみましょう。

3）「ながら」処理ができる人

何かをしながら他のことをする「ながら」で時間が節約できるのでしょうか？　昔の自分はこれができませんでした。混乱が起き、逆に不効率になるのです。

英語学習がその典型でした。英文を見ながら英語を聴くのは当たり前のように思えますが、英文を読むと聴くを、別々にしたほうが効率はよいのです。右脳優位は「ながら」が得意、左脳優位は「ながら」が不得意です。

2　リスキリング人材

リスキリング人材とは、自分が今と違うことをやりたいと意思表示して時代に合った新しい技術を学ぶことです。大事なのは技術習得と合わせて自分の内なるリソースを開発し、生産性の高いタイパ人材を目指すことです。企業の人材流出の防止策ではありません。人材の流動性を高め、日本を活性化する策です。

3　タイパ人材およびリスキリング人材の育成

変化を嫌う日本人にとって変革は不得意分野になるのでしょうが、皆さんにとっては学習の幅を広げるチャンスです。「α君」で記憶力と学習効率を変革しながら、時代に合った人材となるよう、自信をもってチャ

レンジしてください。

Q 28 「α君」で認知症は防げる？

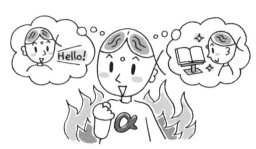

　記憶の種類分けをすると、加齢により大きく影響するものがあります。この現象の延長線上に認知症があると仮定すれば、ある程度、予防策も見えてきます。

　脳を使う意志がないと鍛錬されず、集中、注意、イメージの内部リソースは弱まり、記憶へ悪影響がでます。鍛錬すれば、集中、注意、イメージの内部リソースは維持できます。左利きは認知症になりにくいとの説もあります。

1　加齢で影響が見られる記憶の種類
　まず影響のないものと顕著に影響が見られるもの（可能性のあるもの）を分類します。

1）影響のないもの
　　①短期記憶　②意味記憶　③手続き記憶

2）顕著に影響が見られるもの（可能性のあるもの）
　　①ワーキングメモリ　②エピソード記憶　③展望的記憶

2　加齢でも影響のない記憶について
　上の１）のうち、短期記憶は忘却前の記憶という意味です。意味記憶と手続き記憶はリハーサル頻度が高いため忘却には至りません。このことから加齢でも影響がでない記憶といえます。

3　なぜ加齢で影響が出るのか？

　加齢により、自分の意志でワーキングメモリを使って記憶する機会が減少します。当然、容量も減少していきます。憶える意志の強くない潜在記憶（過去のエピソード記憶、将来の展望的記憶）もイメージ力の衰えとともに思い出しが困難になるのです。

4　認知症の予防策

　高齢者も常に学習意欲をもち、右脳を鍛える行動をとると、必要な情報の思い出しが維持されるので、認知症の予防につながります。また、左利きは常に右脳を鍛えているので、認知症になりにくいのではないでしょうか。現在、バランス・トレーニングで本当に認知症を予防できるか自分で検証中です。

Q 29 「α君」で加齢性難聴やめまいは防げる？

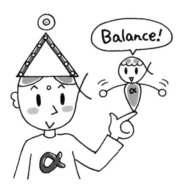

　私の後期高齢者のゴルフ仲間の何人かは、両耳が聞こえなくなる加齢性難聴になっていきます。白内障の手術後にめまいがするようになった女性の話も聞きました。これらを「α君」の脳のバランス・トレーニングで予防できるのでしょうか？　加齢性の難聴は、うつや認知症になるリスクが高くなるといわれています。

1　加齢性難聴が起こる理由

　主たる理由として以下の2つの変化があげられています。

　①中枢性の変化：物事に注意を向けたり、直近の出来事を記憶する認知機能が低下したりすると、雑音の中の聴き取りも悪くなります。

②**末梢の変化**：音を電気信号に変える蝸牛の老化が考えられますが、聴神経や聴血管などの加齢性変化が一因となります。

①と②の関係が気になります。中枢が機能すれば末梢の老化は防げるのでしょうか？　それとも影響しないのでしょうか？

「α君」でできること：①の要因に対しては、「α君」の集中・注意トレーニングが目指す効果とまったく一致します。私自身は加齢性難聴にならないように脳のバランス・トレーニングを継続しています。

2　加齢でバランスが崩れるめまい

白内障などの治療後もめまいの症状が残る事例が多いようです。脳の平衡感覚器官の機能低下によるもので、下記の脳のトレーニングでめまいが軽くなるそうです。

① 目や耳の情報のアンバランスを補うトレーニング
② 目のバランス機能を鍛えるトレーニング

「α君」でできること：①に対しては「α君」の開眼（ポールブリッジング）トレーニングで左目、左耳から情報を入れることで、バランスがとれ、もし起こっても軽症になる可能性があります。②に対しては注意トレーニングの学習誘導 LED 装置を追視することで、バランスが取れそうです。

3　リソース活用トレーニング＋開眼トレーニングは万能

「α君」の脳のバランス・トレーニングは、リソース活用トレーニング＋開眼トレーニングを意味しています。学習前にこのトレーニングをすることで、一番大切な脳のバランスを取っています。

Q 30 右脳で考える人の特徴は？

　フランスの彫刻家、ロダンの代表作「考える人」は、右肘で右あごを支え、座っています。目線は下方へ向かっています。何を考えているのでしょうか？　何も考えていないという説もあります。ここでは、右脳で考える人を想定しました。どのようなポーズになるのでしょうか？

1　左肘で左あごを支える

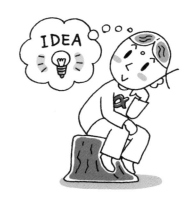

　左利きにするために左手を使います。左手の指であごを支えます。ロダンの「考える人」とは逆になります。頭は左に傾き、左目と左耳が下がり、右目と右耳が上がり気味になります。

2　目線は上を向く

　左目と左耳を使うため目線は上を向きます。ロダンの「考える人」とは逆になります。あごを突き出し、頭は左に傾いているので自然に左目と左耳に注意が集まります。目と耳の志向は右上へ向かいます。

3　何を考えているか？

　ロダンの「考える人」は左脳で何か難しいことを、下を向いて考えているイメージが湧きます。右脳で考える人は上を向き、アイディアを思い浮かべています。

4　「α君の学習机」で、右脳で考える（開眼学習）

　肘掛け椅子を使い、「右脳で考える人ポーズ」をとります。左目でドキドキオブジェ（黄色）を見ながら、注意をα点（黄色）へ向けていきます。α点の像が左目の像になっていることが確認できます。左目利き

になっています。右脳へ刺激が届いています。この状態でワーキングメモリの視空間的スケッチパッドや音韻ループを使用すると脳梁が働き、記憶力の伸長と安心を感じることができます。

5　脳が喜ぶ究極のポーズ

　瞑想（マインドフルネス）も「右脳で考える人ポーズ」、学習時のポインタを想定する場合も「右脳で考える人ポーズ」、ドライブも左肘掛け椅子付きの車で、「右脳で考える人ポーズ」がいいようです。「α君」なしで、このポーズがどこでもできるようになればリソース活用トレーニングから卒業です。英語もゴルフもこのポーズが最高です。

第3章

「α君」の心理学用語解説

×××××××××××××××××××××××××××× ××××××××××××××××

α君

「集中力」「注意力」「イメージ力」を身につける発明品です。学習時に常時、使用することで、三種リソースの活用を徐々に実感でき、記憶力の良い自分に変身していきます。

イメージ

目、耳などの感覚器官から得られる情報を脳が感じ取り、記憶している様をイメージと表現します。個人差があり、言葉で相応な表現をすることが困難な特徴を有します。情報にイメージを付加することを符号化と呼びます。符号化して脳に取り込みます。本人がイメージ力を磨けば、検索（思い出し）しやすく、記憶力の大幅な改善が期待されます。

APD（聴覚情報処理障害）

聞こえているが聴き取れない症状があります。

この分野の研究は日本では遅れており、ディスレクシアの中に含め議論されることがあります。英語学習が不得意な人は英語APDの可能性が高いといえます。

学習方略

学習指導をする場合、学習者の不得意な分野（理解できない部分）をわかるようにするために何をすればよいか？　この解決手段を何種類か準備します。これを学習方略と呼びます。認知的方略、メタ認知的方略、リソース方略の3種に分類されます。

記憶力

心理学では、認知活動に必要な情報を保持し、処理する機能をワーキングメモリの概念で説明しています。この機能は個人差があり、記憶力の良し悪しに繋がります。「α君の学習机」では記憶力を良くする三大リソース（集中力、注意力、イメージ力）に着眼します。

××

記憶のプロセス（符号化→貯蔵→検索）

３つの段階に分けられます。情報にイメージを符号化し、注意をしなが
ら貯蔵し、イメージを連想し検索します（思い出します）。

クオリア

自己が現在、感じている質感のこと。たとえば色彩がどのようにきれい
に見えているか？　音色がどのように澄み渡って聞こえているか？　他
者との比較は容易にできません。感覚に対応する注意力の高揚で、質感
の高まりを認知でき、一度高まるとすぐに低下することはないようです。
私の中では、クオリアとイメージが重なっていきます。

錯視

視覚について現れる錯覚の一種であり、視覚的錯覚と呼ばれます。「α
君の学習机」ではドキドキオブジェが反転錯視で２通りの見え方が交互
に表れる現象を示します。

心理学

ここでは、学習に関連性の高い、認知心理学を中心に取り上げます。知
覚・記憶・思考の心的機能を研究する学問です。感覚器官から入力情報
を頭に取り込み、記憶し、その出力情報を使って思考し、行動する認知
モデルを研究します。
「α君の活用で情報処理のパフォーマンス（記憶力）をいかに上げるか？」
がこの本のテーマです。

集中

学習に脳のエネルギーを集中します。学習を開始する前に心を落ち着か
せ、学習に集中できる準備状態を整えます。腹式呼吸が必須要素となり
ます。マインドフルネスと呼ばれています。

×××

社会脳

脳の活動を、大きく社会脳と認知脳の活動に分けて考えます。

自己と他者のまじわりや両者がかかわる複雑な社会環境の処理を担う脳を指します。具体的には心の動きを読むはたらきです。

たとえば、鏡で自分を見ながら自分と周りの人たちとの関係、自分と社会のかかわり方を考え、自分の存在を認識する脳の機能です。

潜在記憶と顕在記憶

潜在記憶とは、想起意識、すなわち「思い出している」あるいは「思い出した」という意識のない記憶をいいます。顕在記憶とは、想起意識のある記憶のことです。

注意

脳は注意を払った情報のみを認知します。画像を見て写し取る、音を聴き取る瞬間に注意を払うことができれば、脳に情報を取り込むことができます。注意の配分を間違うと記憶できないのです。

注意ネットワーク

脳が一度に処理できる容量に限界があるため、認知的な活動も制限されます。認知行動の制御や選択を注意が担当しています。

「見たい」の意志表示をしないかぎり、その対象がはっきり「見える」ことはありません。受動的注意と能動的注意があり、「α君の学習机」では、能動的注意に着眼しています。自分から能動的注意ができれば、学習効率に大きな影響を与えます。

ディスレクシア

読み書きの学習障害のことで、知的能力は問題ない特徴があります。数％の子どもたちがこの困難さと闘っています。

××

ディフォルトモードネットワーク

数ある社会脳ネットワークの代表例として頻繁に取り上げられています。何もしないでぼんやりしている安静状態時に働くネットワークです。

認知的方略

どのような教材を使用し、どのような方略で理解できるようにするか？そのシナリオを考えること。何かを覚えるためにリハーサルをする、イメージや連想できる情報を付加しながら覚える（精緻化）、グループ分けをして覚える（体制化）など、可能なかぎり学習者の記憶への定着が良い方略を選ぶことになります。

認知脳

脳の活動を、大きく社会脳と認知脳の活動に分けて考えます。
外界から情報を取り入れ、情報を選択しながら最適な適応行動をとっています。認知脳の具体的な役割は、知覚や記憶のはたらきです。たとえば、学習行動を考えた場合、認知脳をいかに効率的に機能させるかが重要なポイントになります。

ネットワーク

脳は特定の一部がはたらくのではなく、いくつもの領域が共同してはたらいています。ネットワーク（つながり、組織）として機能しています。

脳のエネルギー

脳の活動に使うエネルギーは一定といわれています。社会脳がマインドワンダリングすると認知脳へのエネルギーは減少します。集中することでマインドワンダリングは停止し、記憶に費やすエネルギーは増加します。学習準備のマインドフルネス（集中）が必須になります。

×××

ハードアイとソフトアイ 🖋

視点をハードアイ（焦点を合わせる）とソフトアイ（焦点をずらす）に使い分けます。焦点が合った部分はハッキリと見え、それ以外の部分はぼやけて見えます。

ポインタ 🖋

ここにクオリアがあると抽象的に示すのがポインタの役割です。クオリア情報の部分から全体へ志向し、重なり合う結果、クオリアが生じます。個人的にはポインタはイメージと解釈しています。

ポールブリッジング（脳梁）🖋

脳梁を介して右脳と左脳のバランスを取ることをいいます。学習時に右目利きの人が左目利きになるとこの感覚を味わうことができます。

マインドワンダリング 🖋

ディフォルトモードの説明によく出てくる用語です。

思い出そうという意図がないのに取りとめのないことが心に湧いてきます。

どちらかというと心配なことが思い浮かびストレスになる場合があります。

マインドフルネス（瞑想）🖋

禅の瞑想を想定しています。雑念が消えていき、落ち着いた心がこれからやろうとしている行動に集中できる状態です。腹式呼吸とソフトアイが必須条件となります。マインドフルネスは社会脳と認知脳の協調を進める潤滑油の働きをするようです。

××

メタ認知

自分の意識の中で、自分の行動や思考そのものを対象にモニター（観察）する心のはたらきのことです。

メタ認知的方略（モニタリング）

自分を客観的に認識し、自ら調整することで学習の効率化を図る方略のことで、認知的方略とメタ認知的方略はサイクルを構成します。認知的方略の効果を一定期間でモニタリングし、認知的方略を再調整します。学習者のレベルに合った認知的方略を模索します。

このサイクルを繰り返し、より効率の良い学習を目指します。目標を明確にしてモニタリングを続けます。

このサイクルで本人のリソースが低レベルに留まり、目標を達成できない状況が長期化する場合の解決策としてリソース活用方略があります。

ミラーニューロンシステム

模倣の神経基盤の一つと考えられています。観察される行為と実行される行為が同じ神経細胞で統合されています。「α君」では、見て真似をして実行することで、理屈抜きにその行為が習得できるのです。

リソース活用方略

この方略は視点の異なる方略です。ここでは自分の内に秘めたリソースと定義します。記憶力を良くする「集中力」「注意力」「イメージ力」を高める方略です。「α君」の活用で、個人のこれら三種のリソースを高めながら、認知的方略・メタ認知的方略のサイクルをまわすことで学習目標を着実に達成します。

×××××××××××××××××××××××××××××××××××××××

両眼視野闘争

どちらかの目からの情報が優先されます。利き目からの像を優先し、その視覚像のみが心の中に見えるのです。利き目を確認する方法で実験してみてください。

ワーキングメモリ（作動記憶）

認知活動に必要な情報を一時的に保持し、長期記憶の出入り口として機能しています。構成要素（視空間スケッチパッド、音韻ループ）からなり、中央実行系が全体のコントロールを担い注意資源を分配する役割があります。視空間スケッチパッドと音韻ループは独立しており、注意配分が重要になります。

ワーキングメモリと長期記憶

第一にワーキングメモリに脳のエネルギーを集中します。次に必要な情報を注意して選別し、ワーキングメモリへ取り込みます。最後に取り込んだ情報にイメージを付加することで、容易に長期記憶へ貯蔵し、その知識を活用したいときに容易に検索できる状態へと整えます。この３つのステップを踏める人を記憶力の良い人と呼びます。

キーワードは、集中、注意、イメージです。

おわりに

　2023年度末に嬉しい出来事がありました。11月末に特許申請した「利き目を変更する用具」が、拒絶なしに特許登録されるとの特許庁からの知らせでした。約1カ月と最短での達成でした。私が「α点」と命名し、「α君の学習机」の中央に配置し、約一年使用するなか、2023年7月15日、学習時に右目利きから左目利きに変更できる不思議な現象を体験したのです。この変身により、以前に比べ右脳（イメージ脳）が活性化してきたことを実感しています。

　これより前の2023年8月には、学習誘導LED装置の特許登録が完了しました。特許登録に関し、多大なサポートを頂いた木村浩也弁理士に感謝申し上げます。

　これらの特許品を用いることで、課題となっていた三種のリソース「集中力」「注意力」「イメージ力」を増強できるわかりやすいトレーニングを開発しました。このトレーニングで今までの自分と違う潜在能力を容易に引き出すことができるのです。

　最近、気になる言葉があります。「ライフシフト」です。雑誌「ライフシフト超入門」（週刊東洋経済）を読んでみました。人生100年時代に如何に生きるか、その行動戦略を示す言葉のようです。

　たとえば、無形資産の一つである変身資産が重要との記載があります。自己流に解釈すると、人生の可能性を広げて生きるために、「過去の自分から脱皮し、新しい自分を見つけ変身して生きて行きなさい！」のメッセージが心に届きます。

　「α君の学習机」は、現在、私が体現しているように、個々人の潜在能力を引き出し、変身を後押ししてくれます。本書を読まれ、変身願望が芽生えた方へ少しでも力添えができれば本望です。

　ガンジーの名言に「明日死ぬかのように生き、永遠に生きるかのように学びなさい」という言葉があります。この言葉を受け、終活を始めました。

　書斎に山積みの本の整理からスタートしました。多くの本を断捨離しましたが、気になる本の中に読んでいない『ゆるぎの心理学』（雄山真弓著、祥伝社）があり、原稿を書きながら合間に目を通しました。

　専門的な本で、指尖脈波、すなわち指先に流れるヘモグロビン量の増減を測り、ゆらぎを示す最大リアプノフ指数として取り出し、その指数を精神的免疫力を高めるための研究に活用する、というものです。

　注目したいのは、活用範囲が作業効率、事故防止、高齢者のケアなど「α君」の活用範囲と共通している点です。とくに「心のゆらぎで仕事の能率をアップする」章では、個人差や時間差をこの指数で説明しています。ストレスにより、注意散漫になったり、不注意の事故を起こしやすくなる現象を、これらのデータで見える化しているのです。

　自分的には３つのリソース（集中力、注意力、イメージ力）の総和を覚せい水準指数ととらえていますが、最大リアプノフ指数との相関が類推されます。この指数を活用すれば、「α君」の学習効率を数値化できる可能性があります。今後、チャレンジしたい楽しみな課題を発見しました。

　英語学習については、毎日「α君」に向き合い継続しています。永遠に生きるかのように学んでいます。右脳が刺激されることで、新たな趣味となった植物観察は今、オージー産グレビレアの赤い花（曼珠沙華に似ている）が繰り返し咲き、ワックスフラワーのピンク色の蕾が成長し、花開かんとしています。日々の観察が楽しみです。

　本書を出版するにあたり、さまざま対応いただいた編集の八木下知子さん、見るたびに笑顔になるイラストを提供していただいた幡谷智子さん、また「α君」に興味を示していただいた皆さまへ、この場をお借りして深く感謝申し上げたいと思います。

　2024 年 3 月　　　　　　　　　　　　　　　　尾﨑昭雄

参考文献

市川伸一	『学力と学習支援の心理学』(放送大学教材) 放送大学教育振興会
太田信夫	『記憶の心理学』(放送大学教材) 放送大学教育振興会
苧阪直行・越野英哉	『社会脳ネットワーク入門』 新曜社
小渕千絵	『APD（聴覚情報処理障害）がわかる本』 講談社
雄山真弓	『心の免疫力を高める「ゆるぎ」の心理学』 祥伝社
加藤醇子	『ディスレクシア入門』 日本評論社
加藤俊徳	『すごい左利き』 ダイヤモンド社
齋藤孝	『速音読』 致知出版社
七田眞・七田厚	『イメージ脳を鍛えれば誰でも天才』 日本実業出版社
週刊東洋経済編集部	「ライフシフト超入門 週刊東洋経済 eビジネス新書 No410」東洋経済新報社
早川友恵・田邊宏樹	『神経・生理　心理学』 講談社
茂木健一郎	『クオリア入門』 ちくま学芸文庫
湯澤美紀 他	『ワーキングメモリと特別な支援』 北大路書房
ポール・R・シーリィ	『10倍速く本が読める』フォレスト出版

著者略歴

尾﨑昭雄（おざき・あきお）

　1945年、終戦の年に山口県に生まれる。札幌、東京へ移住し、1968年慶応義塾大学工学部応用化学科卒業。同年三共株式会社に入社し生産部門を歴任。第一三共株式会社・会社統合プロジェクトのリーダーを務め、その後、取締役専務執行役員。2012年退職。退社前にコーチ資格を取得し、自分のコーチングスキルの向上を図る。退職後は学童保育のボランティア活動で児童コーチングを6年間展開。長年、脳の活性化に興味を持ち、2019年春から発明「α君の部屋」に着手。2022年10月、新たに卓上型の「α君の学習机」を開発。2023年7月、利き目を変換する学習法を発見、現在に至る。趣味は植物鑑賞、認知症予防木工パズル、健康ゴルフ、散歩、発明。

　著書に、『学習に悩める人の救世主「α君の部屋」』（日本地域社会研究所）がある。

◆ 連絡先メールアドレス：alphakun246-yokohama@yahoo.co.jp

脳のバランス・トレーニング「α君の学習机」

2024 年 6 月 6 日　第 1 刷発行

著　者　　尾﨑昭雄
発行者　　落合英秋
発行所　　株式会社 日本地域社会研究所
　　　　　〒 167-0043　東京都杉並区上荻 1-25-1
　　　　　TEL　（03）5397-1231（代表）
　　　　　FAX　（03）5397-1237
　　　　　メールアドレス　tps@n-chiken.com
　　　　　ホームページ　　http://www.n-chiken.com
郵便振替口座　00150-1-41143
印刷所　中央精版印刷株式会社